혼자서 치료하고, 건강 증진도 하는

경혈 지압 도감

기획·그림 진동일

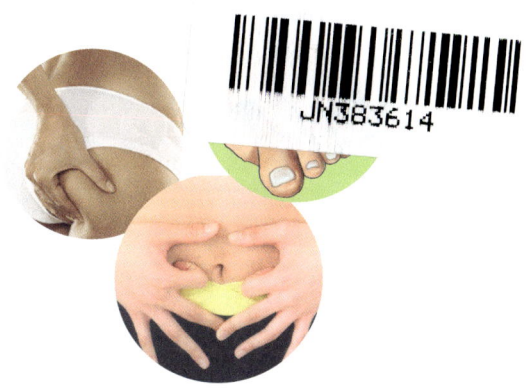

지식서관

머리말

 이 책은 동양 의학의 지압 요법에서 가장 많이 이용되는 200가지의 경혈을 생생한 사진 같은 정밀한 컬러 그림으로 그려 놓아 쉽고 간편하게 경혈을 찾아 응용할 수 있게 하였다.

 경혈 지압 요법은 인체에 전혀 해가 없을 뿐만 아니라 평상시에 자주 경혈을 눌러주면 치료 효과는 물론 건강도 좋아진다. 그러므로, 어느 부위에 어떤 경혈이 있고 어떤 질병과 증상에 효과가 있는지를 공부하여 잘 숙지하기를 권한다.

 건강을 지키기 위해서는 지압을 생활화해야 한다. 운동을 하기 전에 미리 손발의 경혈을 눌러 주면 스트레칭을 하는 효과도 볼 수 있다.

 본 책은 휴대하기 편하게 작은 책으로 만들었기 때문에 늘 지니고 다니면서 응급한 일이 생겼을 때도 이 책을 요긴하게 이용하기를 바란다.

●차 례●

♥ 머리의 경혈 12

1. 백회(百會) ● 현기증·멀미·각종 두통 치료법 13
2. 각손(角孫) ● 후두 신경통 치료법 14
3. 곡빈(曲鬢) ● 두통에 잘 듣는 치료법 15
4. 함염(頷厭) ● 눈 질환·현기증·편두통 치료법 16
5. 두유(頭維) ● 삼차신경통·편두통 치료법 17
6. 규음(竅陰) ● 머리의 혈액 순환을 좋게 하는 치료법 18
7. 완골(完骨) ● 두통이나 목의 통증을 완화시키는 치료법 19
8. 곡차(曲差) ● 각종 코에 관계되는 병 치료법 20
9. 통천(通天) ● 콧병·후두 신경통 치료법 21
10. 신회(顖會) ● 뇌빈혈 치료법 22
11. 신정(神庭) ● 만성비염·축농증·두통·현기증 치료법 23
12. 객주인(客主人) ● 안면 마비·윗니의 통증 치료법 24
13. 전정(前頂) ● 감기로 인한 두통 치료법 25
14. 승령(承靈) ● 현기증·두통·탈모 방지 치료법 26
15. 청궁(聽宮) ● 귀울음과 난청을 해결하는 치료법 27
16. 천창(天窓) ● 귓병 치료법 28
17. 예풍(翳風) ● 안면마비·치통 치료법 29
18. 이문(耳門) ● 귀의 각종 질병 치료법 30
19. 태양(太陽) ● 눈의 피로·통증 치료법 31
20. 영향(迎香) ● 코가 뻥 뚫리고 둔했던 후각도 회복되는 치료법 32
21. 거료(巨髎) ● 콧물·코피·축농증 치료법 33
22. 관료(觀髎) ● 뺨의 마비나 경련을 멈추게 하는 치료법 34
23. 정명(睛明) ● 눈 주위의 통증을 없애는 치료법 35
24. 동자료(瞳子髎) ● 눈꺼풀에 경련이 생겼을 때의 치료법 36
25. 사죽공(紗竹空) ● 눈 질환 치료법 37
26. 양백(陽白) ● 미간에서 콧날로 이어지는 통증 치료법 38

경혈 지압 도감 3

27 승장(承漿) ● 입과 치아의 통증 치료법 39
28 사백(四白) ● 뺨의 통증을 물리치는 치료법 40
29 지창(地倉) ● 치통을 완화시키는 치료법 41
30 찬죽(攢竹) ● 눈 질환 치료법 42
31 인당(印堂) ● 주름을 펴 주는 치료법 43
32 화료(禾髎) ● 각종 코의 질환 치료법 44
33 대영(大迎) ● 잇몸 통증 치료법 45
34 협거(頰車) ● 턱의 부종을 가라앉히는 치료법 46
35 하관(下關) ● 치통·귀울음·삼차신경통의 치료법 47

♥ 목의 경혈 48

36 천용(天容) ● 목에 관한 병의 치료법 49
37 염천(廉泉) ● 혀에 관한 질병 치료법 50
38 기사(氣舍) ● 구역질이나 구토·딸꾹질 치료법 51
39 인영(人迎) ● 목의 통증을 완화시키는 치료법 52
40 천정(天鼎) ● 목과 어깨 결림을 완화시키는 치료법 53
41 수돌(水突) ● 목소리가 잘 나오지 않을 때의 치료법 54
42 천돌(天突) ● 기침이나 천식을 잠재우는 치료법 55
43 천주(天柱) ● 목의 뻐근함과 피로를 풀어 주는 치료법 56
44 풍지(風池) ● 목의 결림을 풀어 주는 치료법 57
45 풍부(風府) ● 후두신경통 치료법 58
46 대추(大推) ● 코피를 멈추게 하는 치료법 59
47 후정(後頂) ● 머리 부분 전체의 증상 치료법 60
48 천유(天牖) ● 두통·얼굴의 통증·뻐근한 목의 치료법 61

♥ 가슴·배의 경혈 62

49 결분(缺盆) ● 가슴의 통증을 완화시키는 치료법 63
50 욱중(彧中) ● 기관지염·구토·심장병의 치료법 64
51 중부(中府) ● 가슴의 통증을 제압하는 치료법 65
52 전중(膻中) ● 호흡 곤란을 풀어 주는 치료법 66
53 유근(乳根) ● 유방통을 완화시키는 치료법 67
54 유중(乳中) ● 모유가 잘 나오지 않을 때의 치료법 68

55 응창(膺窓) ● 유방 마사지 치료법 69
56 천계(天谿) ● 유방이 부었을 때의 치료법 70
57 신봉(神封) ● 가슴의 통증을 해결해 주는 치료법 71
58 유부(兪府) ● 식도·기도에 관한 병의 치료법 72
59 구미(鳩尾) ● 두통·심장병·불면증 치료법 73
60 불용(不容) ● 위의 모든 증상과 복통을 잠재우는 치료법 74
61 거궐(巨闕) ● 심장에 관한 병·위장병의 치료법 75
62 양문(梁門) ● 위에 관한 병의 치료법 76
63 중완(中脘) ● 위에 관한 모든 병의 치료법 77
64 장문(章門) ● 폭음 후의 통증이나 숙취 치료법 78
65 일월(日月) ● 가슴과 배의 발열·숨쉬기 곤란할 때의 치료법 79
66 기문(期門) ● 부인과 계통 질환·설사병의 치료법 80
67 대맥(帶脈) ● 배의 통증·설사병·부인병의 치료법 81
68 거료(居髎) ● 다리의 각종 증상·좌골신경통의 치료법 82
69 오추(五樞) ● 아랫배가 당길 때·허리 신경통 치료법 83
70 수분(水分) ● 복통·가슴의 답답함·식욕부진의 치료법 84
71 천추(天樞) ● 소화기계와 비뇨기계의 치료법 85
72 황유(肓兪) ● 가슴 통증·명치 통증·세균성 설사 치료법 86
73 관원(關元) ● 위장 장애·정력 감퇴·피부 증상 치료법 87
74 중극(中極) ● 생식기나 비뇨기계의 병 치료법 88
75 기해(氣海) ● 신경과민·우울증·각종 부인병 치료법 89
76 복결(腹結) ● 설사나 복통을 완화시키는 치료법 90
77 대거(大巨) ● 만성적인 설사·변비 치료법 91
78 대혁(大赫) ● 남성의 조루·여성의 불감증 치료법 92
79 곡골(曲骨) ● 배가 당길 때·월경불순·냉증 치료법 93
80 수도(水道) ● 요도염·방광염·전립선비대증 치료법 94
81 음교(陰交) ● 여성의 대하·자궁부정출혈 치료법 95
82 기충(氣衝) ● 남녀의 생식기와 관련된 병 치료법 96

♥ 등의 경혈 97

83 풍문(風門) ● 감기를 미리 예방하는 치료법 98
84 폐유(肺兪) ● 만성기관지염·폐결핵 치료법 99

경혈 지압 도감 5

| 85 심유(心兪) | ●가슴 쪽의 전반적인 증상 치료법 100
| 86 대저(大杼) | ●어깨나 등 근육의 통증 치료법 101
| 87 신주(身柱) | ●몸에 활력을 불어넣는 치료법 102
| 88 부분(附分) | ●어깨에서 등에 걸친 결림·통증 치료법 103
| 89 백호(魄戶) | ●기침·폐결핵·기관지염 치료법 104
| 90 궐음유(厥陰兪) | ●늑간신경통·심장병·호흡기 질환 치료법 105
| 91 고황(膏肓) | ●어깨결림·오십견 치료법 106
| 92 신당(神堂) | ●가슴의 답답함을 완화시키는 치료법 107
| 93 격유(膈兪) | ●각혈·토혈·심장 질환 치료법 108
| 94 격관(膈關) | ●불면증·구역질·딸국질 치료법 109
| 95 간유(肝兪) | ●간염·간기능 장애·담석증·담낭염 치료법 110
| 96 지양(至陽) | ●소화기계 질환 치료법 111
| 97 담유(膽兪) | ●가슴 통증·소화불량·트림 등의 치료법 112
| 98 비유(脾兪) | ●당뇨병 치료법 113
| 99 위유(胃兪) | ●당뇨병·소화기계의 질환 치료법 114
| 100 삼초유(三焦兪) | ●몸의 나른함·소화불량·허리 통증 치료법 115
| 101 신유(腎兪) | ●생식기·비뇨기·호흡기·신경계 질환 치료법 116
| 102 지실(志室) | ●전신의 피로감·허리 통증·배뇨 불능 치료법 117
| 103 명문(命門) | ●요통·귀울음·두통·월경이상 치료법 118
| 104 대장유(大腸兪) | ●등과 허리 결림·만성 설사와 변비 치료법 119
| 105 소장유(小腸兪) | ●장의 기능을 좋게 하는 치료법 120
| 106 관원유(關元兪) | ●허리와 하반신 질환 치료법 121
| 107 상료(上髎) | ●허리 질환의 악화를 막는 치료법 122
| 108 차료(次髎) | ●변형성 요추증 치료법 123
| 109 중료(中髎) | ●생식기 기능·치질·방광염 치료법 124
| 110 하료(下髎) | ●생식기 기능·치질·방광염 치료법 125
| 111 양관(陽關) | ●허리에 생기는 각종 증상 치료법 126
| 112 방광유(肪胱兪) | ●좌골신경 경련과 종아리 경련 치료법 127
| 113 포황(胞肓) | ●자궁 등 부인과계의 병 치료법 128
| 114 중려유(中膂兪) | ●전립선염·요도염 치료법 129
| 115 회양(會陽) | ●만성적인 치질·설사·음부의 병 치료법 130
| 116 장강(長强) | ●치질·허리의 통증·변비 치료법 131

♥ 손·어깨의 경혈 132

- 117 운문(雲門) ●호흡기계의 증상·오십견 치료법 133
- 118 견정(肩井) ●목의 통증·어깨 결림·고혈압 치료법 134
- 119 견우(肩髃) ●만성 관절류머티즘·오십견 치료법 135
- 120 곡원(曲垣) ●목과 어깨의 통증·오십견 치료법 136
- 121 견외유(肩外兪) ●등과 어깨의 통증 치료법 137
- 122 견중유(肩中兪) ●눈의 피로·담·어깨 결림 치료법 138
- 123 견료(肩髎) ●어깨의 통증·삼각근의 염증 치료법 139
- 124 천종(天宗) ●팔과 어깨의 통증 치료법 140
- 125 천료(天髎) ●어깨·팔꿈치·목의 통증 치료법 141
- 126 극천(極泉) ●팔과 옆구리의 통증 치료법 142
- 127 협백(俠白) ●호흡기계의 증상·팔의 통증 치료법 143
- 128 소해(少海) ●팔의 신경통·오십견 치료법 144
- 129 곡택(曲澤) ●팔꿈치 통증·신경통 치료법 145
- 130 척택(尺澤) ●팔꿈치 통증·신경통 치료법 146
- 131 노회(臑會) ●어깨 관절통·오십견 치료법 147
- 132 비노(臂臑) ●오십견·팔이나 손의 통증 치료법 148
- 133 천정(天井) ●목에서 팔 위까지의 증상 치료법 149
- 134 곡지(曲池) ●전반에 걸쳐 효과가 있는 무병 장수의 경혈★ 150
- 135 수삼리(手三里) ●위장의 증상·종기·테니스 엘보 치료법 151
- 136 공최(孔最) ●호흡기 증상·치통·치질 치료법 152
- 137 극문(郄門) ●심장이 좋지 않을 때·손의 증상 치료법 153
- 138 내관(內關) ●심장 발작·팔의 통증·딸꾹질 치료법 154
- 139 열결(列缺) ●기침·담·만성기관지염·두통 치료법 155
- 140 음극(陰郄) ●심장의 증상·코피나 위의 출혈 치료법 156
- 141 온류(溫溜) ●손과 발의 증상·조울증 치료법 157
- 142 외관(外關) ●난청, 손가락·팔의 통증 치료법 158
- 143 양로(養老) ●탱탱한 피부를 만드는 치료법 159
- 144 소충(少衝) ●심장의 병·두근거리는 증상 치료법 160
- 145 신문(神門) ●손이 차고 얼굴이 화끈거리는 증상 치료법 161
- 146 대릉(大陵) ●손목이 삐었거나 관절의 통증 치료법 162
- 147 태연(太淵) ●관절의 통증·호흡기계의 질환 치료법 163

148 어제(漁際) ● 위장과 간장의 증상 치료법 164
149 상양(商陽) ● 명치가 답답할 때·감기에 의한 설사 치료법 165
150 합곡(合谷) ● 치통·두통·위경련·복통·설사 치료법 166
151 양계(陽谿) ● 호흡곤란·목의 통증·팔의 증상 치료법 167
152 양지(陽池) ● 팔의 통증·오십견·대하 치료법 168
153 양곡(陽谷) ● 손목의 관절·두통·치통 치료법 169
154 소택(少澤) ● 백내장·녹내장·반신불수 치료법 170

♥ 다리·무릎의 경혈 171

155 음렴(陰廉) ● 부인병 치료법 172
156 충문(衝門) ● 자궁경련·월경통 치료법 173
157 복토(伏兎) ● 허벅지의 경련·복부와 가슴의 통증 치료법 174
158 기문(箕門) ● 허벅지의 경련·부인병 치료법 175
159 혈해(血海) ● 월경불순·월경통·허리 통증·두통 치료법 176
160 내슬안(內膝眼) ● 만성 관절류머티즘·요통 치료법 177
161 외슬안(外膝眼) ● 만성 관절류머티즘·요통 치료법 178
162 양구(梁丘) ● 무릎 통증·급성 요통·위경련 치료법 179
163 독비(犢鼻) ● 무릎 통증을 잠재우는 치료법 180
164 승부(承扶) ● 허벅지 뒤쪽의 치료법 181
165 은문(殷門) ● 좌골신경통 치료법 182
166 음곡(陰谷) ● 대하·남녀의 성기 질환·무릎이 떨리는 치료법 183
167 위중(委中) ● 다리 통증이나 경련 등의 치료법 184
168 위양(委陽) ● 등이나 허리·무릎 뒤쪽의 통증 치료법 185
169 곡천(曲泉) ● 비뇨기과 증상에 의한 통증·야뇨증 치료법 186
170 족삼리(足三里) ● 전반에 걸쳐 효과가 있는 무병 장수의 경혈 ★ 187
171 음릉천(陰陵泉) ● 손발이 차가운 증상·무릎·허리 통증 치료법 188
172 지기(地機) ● 정력 감퇴·대퇴부 신경통·무릎 관절염 치료법 189
173 중도(中都) ● 만성적인 장의 병·무릎의 통증 치료법 190
174 여구(蠡溝) ● 전립선염·부인과계의 질환 치료법 191
175 승근(承筋) ● 갑자기 종아리에 경련이 생길 때의 치료법 192
176 승산(承山) ● 갑자기 종아리에 경련이 생길 때의 치료법 193
177 비양(飛陽) ● 다리 저림·무릎 통증·코막힘이나 콧물 치료법 194

178 축빈(築賓) ●전립선·설사·하복부의 통증 치료법 195
179 삼음교(三陰交) ●전반에 걸쳐 효과가 있는 무병 장수의 경혈 ★ 196
180 태계(太谿) ●종아리의 경련·다리의 통증 치료법 197
181 부류(復溜) ●월경통·냉증·불임증·귀의 통증 치료법 198
182 곤륜(崑崙) ●좌골신경통·현기증·코막힘 치료법 199
183 신맥(申脈) ●발목의 통증·두통·현기증 치료법 200
184 중독(中瀆) ●다리의 질환·좌골신경통 치료법 201
185 양릉천(陽陵泉) ●다리에 관한 전반의 증상 치료법 202
186 광명(光明) ●머리의 증상·다리의 신경통 치료법 203
187 현종(懸鐘) ●식욕 부진·다리의 증상 치료법 204
188 구허(丘墟) ●발목을 삐었을 때의 치료법 205
189 여태(厲兌) ●명치와 위에 관한 증상 치료법 206
190 대돈(大敦) ●자궁의 출혈·남성 성기의 병 치료법 207
191 내정(內庭) ●다리나 무릎의 통증 치료법 208
192 태충(太衝) ●몸이 상쾌해지는 치료법 209
193 충양(衝陽) ●식욕 부진 치료법 210
194 해계(解谿) ●발을 삐었을 때·관절염·류머티즘 치료법 211
195 상구(商丘) ●비장과 폐의 병 치료법 212
196 조해(照海) ●부인과계의 질환·월경불순 치료법 213
197 지음(至陰) ●방광염에 잘 듣는 치료법 214
198 이내정(裏內庭) ●설사를 멈추게 하는 치료법 215
199 내용천(內湧泉) ●고혈압 치료법 216
200 용천(湧泉) ●혈액 순환·피로 회복의 치료법 217

●암을 예방하는 유방 마사지 *218*
●건강 귀 마사지 *219*
●200 경혈 색인 *220*

지압 방법과 순서

1. 접촉한다

접촉한다는 것은 누르기의 준비 동작이며 대체로 손바닥을 사용한다. 접촉 방법은 크게 다음 3가지로 분류된다.

1. 가볍고 부드럽게 접촉함.
2. 가볍고 빠르게 접촉함.
3. 가볍고 자연스럽게 접촉함.

여기서 〈가볍게〉 접촉하는 것이 무엇보다 중요한 동시에 부드럽게 접촉하는 것이 기본이다.

그 이유는, 자기 몸에 지압을 할 때에는 무방하지만 남에게 시술하는 경우 그 피술자가 시술받는다는 불안감으로 인해 마음이 긴장되고 몸이 굳어져 근육이 딱딱해지기 때문이다.

2. 누른다

누른다는 것은 지압의 가장 중요한 단계로서 엄지손가락 머리(엄지 손가락 지문 부분)가 많이 사용되며 다음 3가지로 분류된다.

1. 매우 천천히 누른다.
2. 재빨리 누른다(앞서 설명한 피시술자의 반응을 적게 하기 위함이다).
3. 천천히 누른다(가장 많이 사용되는 방법으로 누르기의 기본).

3. 뗀다

여기서도 3종류로 나뉜다.

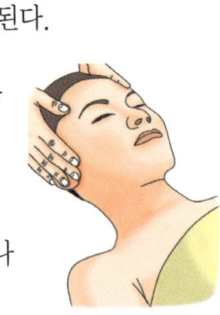

1. 천천히 뗀다 (가압에 의한 자극을 적게 하는 경우에 사용).
2. 갑자기 뗀다 (반사 작용을 기대해 갑자기 떼는 것을 말함).
3. 자연스럽게 뗀다 (이는 앞의 1~2의 중간 정

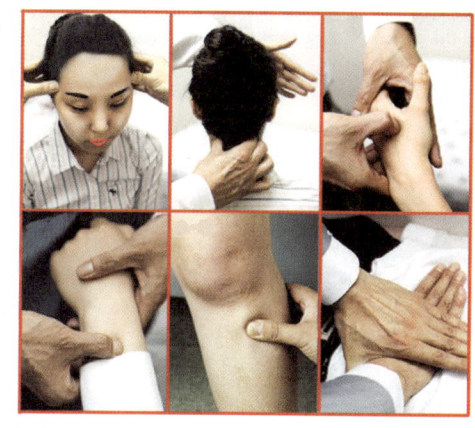

도를 말하며 지압에서 가장 많이 사용되는 기본 기법이다).

지압할 때의 자세

지압을 할 때 자세를 정확히 하는 것은 무엇보다 치료 효과를 높이는 데 매우 중요하다. 먼저 등과 다리에 지압을 할 때에는 피술자가 전신의 힘을 빼 근육이 긴장되지 않도록 해야 한다.

시술상의 주의 사항

이 밖에 자세한 내용은 본론으로 넘기고 여기서는 시술자는 시술하기 전에 정신을 통일한다는 점과 시술하기 전에 미리 손톱을 짧게 깎거나 손을 깨끗이 하는 등등, 위생 문제에 각별히 신경을 써야 할 것을 당부한다.

머리의 경혈

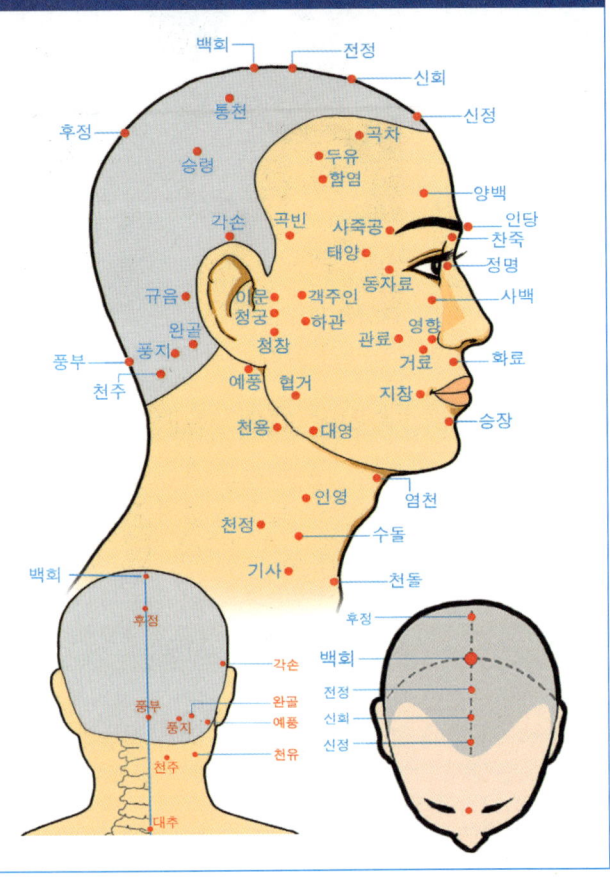

1. 백회(百會)

백 가지 경혈이 모이는 곳

이 경혈은 현기증·어지럼증·차멀미·숙취 등에 효과가 있으며, 또 눈의 피로와 코막힘·두통이나 귀울음, 잠을 잘 못 자 어깨나 목이 결리는 증상, 탈모증, 치질 등의 여러 증상에 효과가 있는 만능 경혈로 유명하다.

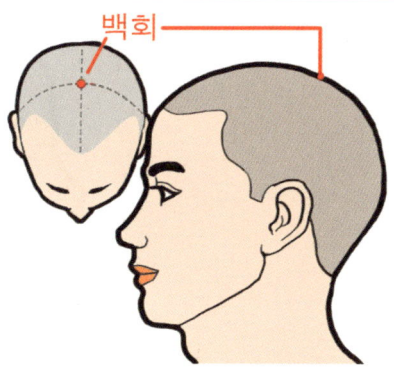

백회

●현기증·멀미·각종 두통 치료법

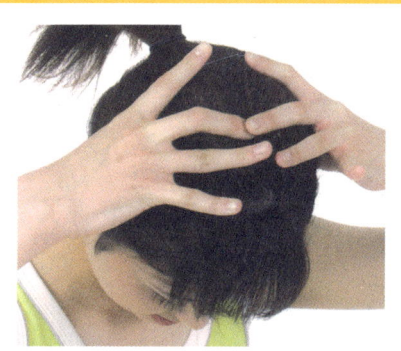

☞지압 요령은, 양손의 가운뎃손가락을 겹쳐서 (여성은 오른손을 밑으로 두고 남성은 반대로 한다) 백회 혈에 대고 2~3분 정도 약간 세게 누르면서 문질러 주면 효과 만점이다.

참고 황제(黃帝)의 두통을 이 백회 경혈로 상쾌하게 고쳤다는 이 혈은 두통뿐만 아니라 여러 가지 질환에 뛰어난 만능 경혈이다.

② 각손(角孫) — 몸의 기능과 같은 경혈

이 경혈은 눈병과 귓병, 치과 질환에 폭넓게 사용되는 경혈이며, 두통이나 머리가 무거운 증상, 현기증·어지럼증, 결막염·귀울음·귀통증, 중이염·충치 등에 잘 듣는다.

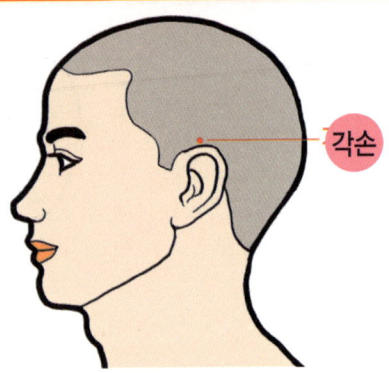

각손

● 후두 신경통 치료법

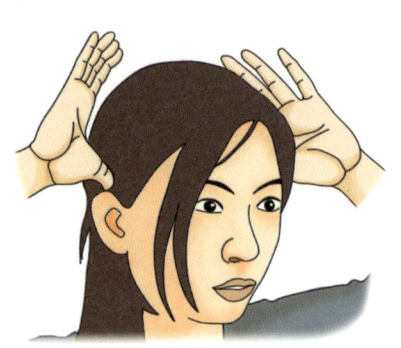

☞ 지압 요령은, 집게 손가락으로 각손 혈에 대고 3~5초 정도 천천히 누르는 지압을 계속 되풀이한다.

참고 이 때 각손 혈의 지압과 관자놀이의 마사지도 병행하면 더욱 더 효과가 있다.

③ 곡빈(曲鬢) — 얼굴 모서리에 있는 경혈

이 경혈은 머리 속 통증, 혈관성 두통이나 머리가 무거운 증상, 또한 머리 양쪽 아래턱에 걸쳐 생기는 부기나 통증, 삼차신경통, 눈의 피로를 없애는 데 효과가 있다.

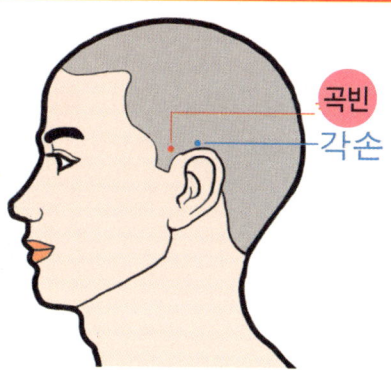

● 두통에 잘 듣는 치료법

☞ 지압 요령은 각손혈과 비슷하다.

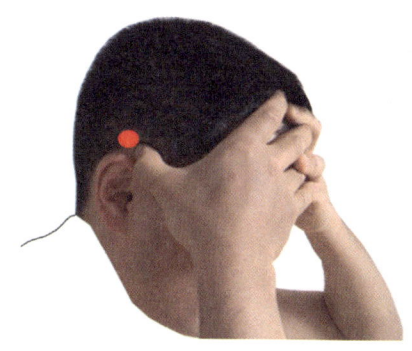

참고 이 경혈은 눈 밑의 주름살을 펴주는 데 효과적이며 미용에도 빠져서는 안 되는 중요한 경혈이다. 침을 놓을 때는 3푼을 놓고 뜸은 7장을 뜬다.

④ 함염(頷厭) 이를 깨물듯 근육이 있는 곳

이 경혈은 눈의 질환이나 현기증·편두통·후두부 통증·귀울음, 어린이의 경련, 안면마비·경련·삼차신경통, 손과 발의 통증에 매우 효과가 있다.

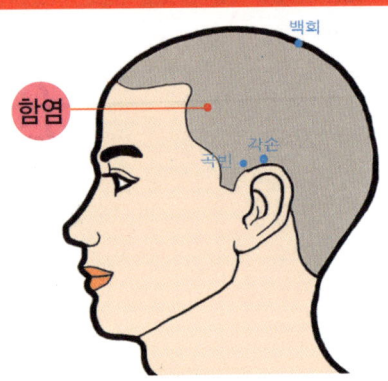

● 눈 질환·현기증·편두통 치료법

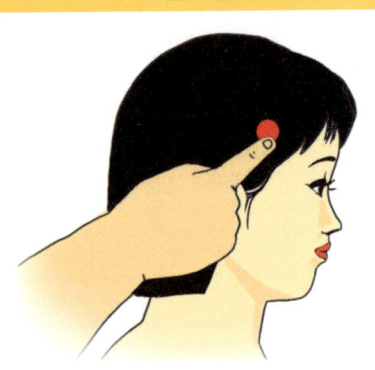

☞ 지압 요령은, 집게손가락으로 함염 혈을 3~5차례 정도씩 천천히 주무르듯이 반복해서 누른다.

참고 이 경혈은 관자놀이를 주무르듯이 누르는 것이 포인트이며, 그 효과는 두통은 물론 편두통이나 안면신경통에도 잘 듣는다.

⑤ 두유(頭維)

머리 모서리에 있는 경혈

두유 주변에는 삼차신경이 지나가고 있어, 이곳을 지압하면 삼차신경통이나 편두통에 효과가 있다. 또 눈병이나 눈의 피로, 시력 감퇴, 뇌충혈, 머리로 피가 올라가는 증상 등의 치료에도 이용되고 있다.

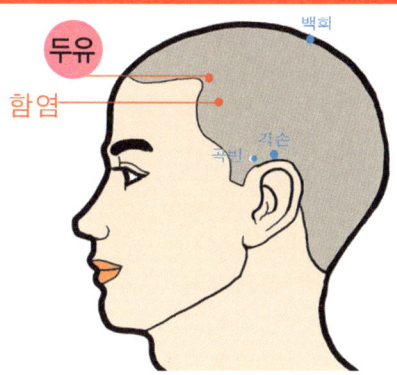

● 삼차신경통 · 편두통 치료법

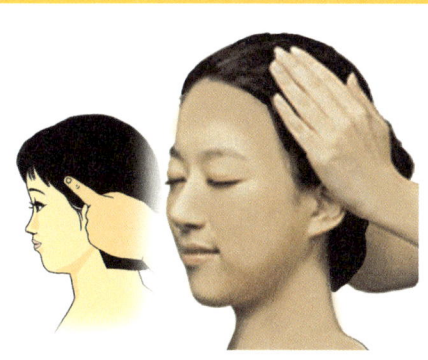

☞ 지압 요령은, 함염혈과 비슷하다. 그리고 침은 3푼을 놓되, 뜸은 절대로 뜨지 말아야 한다.

참고 삼차신경은 뇌신경의 하나로 눈, 위턱, 아래턱의 세 신경으로 나뉘며 지각성의 대부분과 운동성의 소부분으로 이루어져 얼굴에 분포되어 있다.

6 규음(竅陰) 소음 신경을 살피는 구멍

이 경혈은 머리와 눈의 전반에 걸쳐 효과가 있으며, 두통이나 현기증 등을 완화시킨다. 그 외에 수영할 때 종아리의 경련이나 귀의 질환, 귀울음, 혀의 출혈, 또 기분이 좋지 않거나 피로할 경우에도 증상을 완화시킨다.

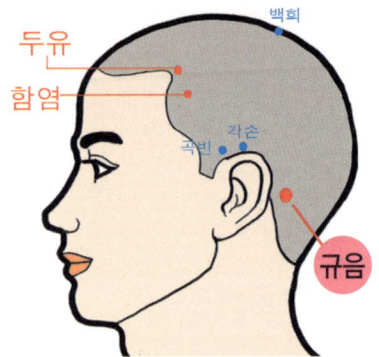

● 머리의 혈액 순환을 좋게 하는 치료법

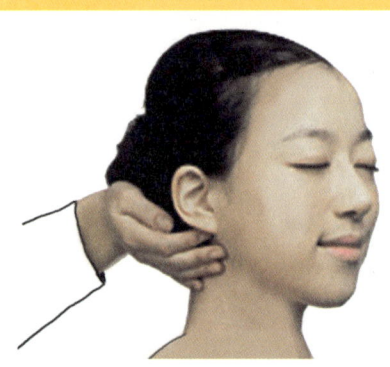

☞ 지압 요령은, 좌우의 규음 혈을 집게손가락으로 강하게 누른다. 계속해 예풍 혈이나 완골 혈을 함께 지압하면 더욱 효과가 높아진다.

참고 그리고 이 경혈은 다리에도 있다. 넷째발가락 끝인 발의 규음이 그것이다.

7 완골(完骨) — 귀 뒤를 둘러싼 울타리 뼈

이 경혈은 편두통, 현기증, 뇌충열, 안면신경마비, 머리가 무거운 증상, 머리나 얼굴의 부종, 잇몸 염증, 귀 질환, 입 비뚤어짐, 목의 통증, 가슴이 두근거리거나 숨이 차고, 목이 막혀 갑갑할 때 눌러주면 시원해진다.

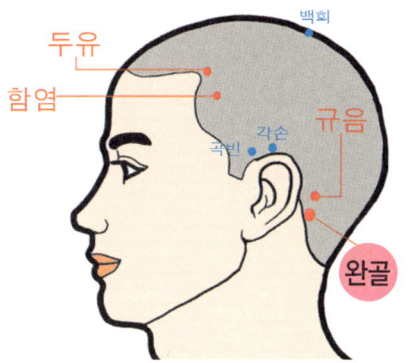

● 두통이나 목의 통증을 완화시키는 치료법

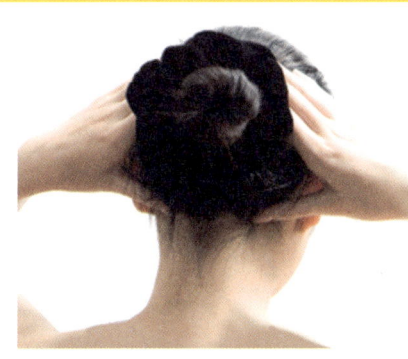

☞ 지압 요령은, 시술자는 환자의 머리를 감싸듯이 하고 가볍게 목줄기를 쓰다듬은 다음 엄지손가락 끝의 볼록한 부분으로 천천히 좌우의 완골 혈을 지압한다.

참고 완골 혈을 지압하면서 천주 혈과 풍지 혈도 함께 지압하면 효과가 더욱 배가된다.

8 곡차(曲差) — 주름살 위의 경혈

이 경혈은 만성비염이나 알레르기성 비염, 축농증에 효과가 있고, 그 외에도 시력 장애나 두통·고혈압 등에도 효과가 있다.

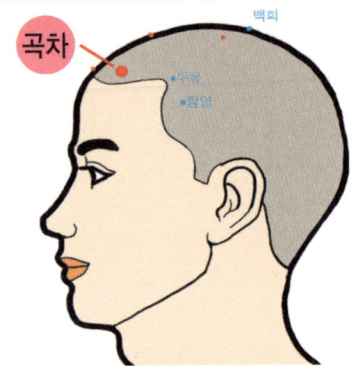

● 각종 코에 관계되는 병 치료법

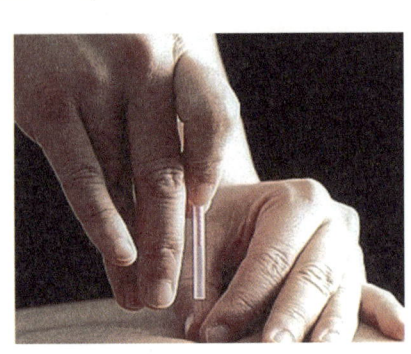

☞ 지압 요령은, 특히 코막힘 치료에는 이 경혈 외에도 천주·풍지·영향·통천 혈 등과 함께 치료에 이용하면 훨씬 더 효과가 있다.

참고 지압보다는 침과 뜸이 효과적이다. 침은 2푼을 놓고 뜸은 3장을 뜬다.

9. 통천(通天) — 정점을 통하는 경혈

매우 응용범위가 넓은 경혈로, 특히 목 부위나 코 속에 혹 모양의 종기가 생겼을 때, 또한 콧물에 의해 코가 막혔을 때 이 경혈을 지압하면 좋다.

그 외에 편두통이나 탈모·안면마비 등에도 치료 효과가 있다.

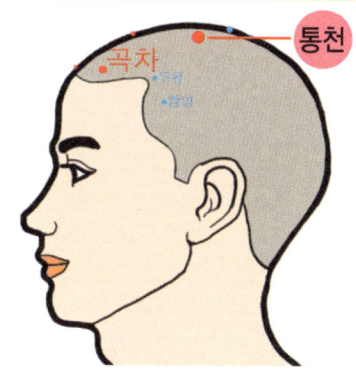

● 콧병·후두 신경통 치료법

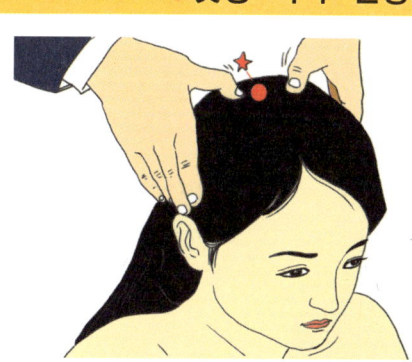

☞ 지압 요령은, 양손으로 옆머리 부분을 받치듯이 하면서 엄지손가락으로 통천 혈을 지압한다.

참고 백회 혈에서 약간 앞쪽에 위치한 이 경혈은 정점의 머리, 즉 天의 부분을 통하는 구멍이며, 뇌 속을 순환하는 질병을 다스린다.

10 신회(顖會) — 뇌빈혈이 모이는 곳

이 경혈은 뇌빈혈에 의한 현기증이나 어지럼증, 피가 머리로 몰리는 증상, 코피나 얼굴의 부종·두통, 머리가 무거운 증상 이외에도 코막힘, 머리 부분이나 안면에 나타나는 여러 가지 증상을 완화시킨다.

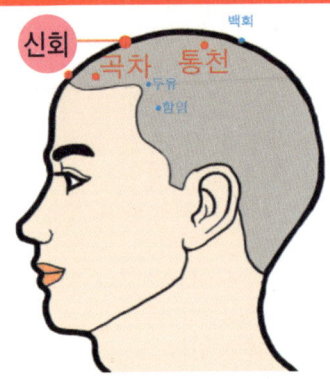

● 뇌빈혈 치료법

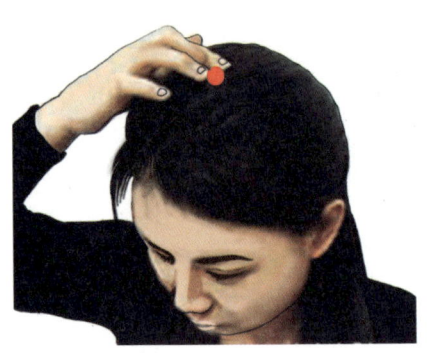

☞ 지압 요령은, 통천혈과 비슷하며 뜸은 14~49장까지 뜰 수 있다. 처음 뜰 때에는 아프지 않다가 병이 나으면 아픈데 이 때에는 그만둔다.

참고 그리고 침은 절대로 놓지 말아야 한다.

11 신정(神庭) — 정신병을 안정시키는 곳

이 경혈의 치료 효과는 만성비염이나 축농증, 콧병을 비롯해 두통·현기증·간질에 효과가 있으며, 눈썹 위가 아프거나 위를 쳐다볼 수 없는 경우와 의식을 잃었을 때 이 경혈을 자극하면 효과를 볼 수 있다.

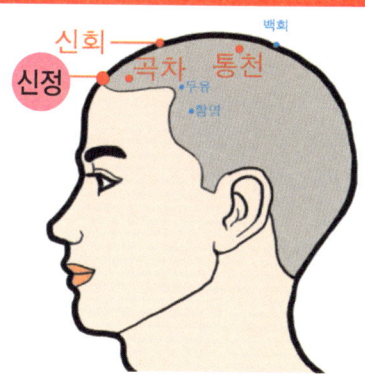

● 만성비염 · 축농증 · 두통 · 현기증 치료법

☞ 지압 요령은, 통천·신회 혈와 비슷하며 뜸은 7장을 뜨고 침은 놓지 말아야 한다.

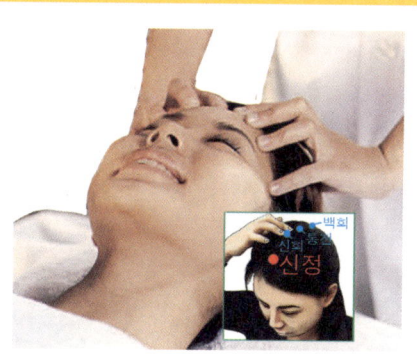

참고 이 신정의 神은 精神(정신)적인 신을 나타내며, 庭은 정원을 의미하니 이 경혈은 정신이나 정서를 안정시키는 임무가 주어진다.

12 객주인(客主人) — 삼차신경을 잡는 곳

이 경혈은 삼차신경통과 경련에 효과가 있으며, 안면마비·어린이 경련·귀울음이나 난청에도 사용되며, 윗니의 통증을 잠재우는 데 탁월한 효과가 있다.

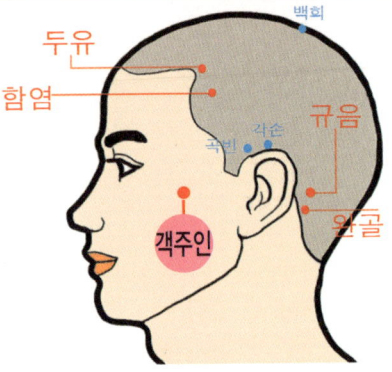

●안면 마비·윗니의 통증 치료법

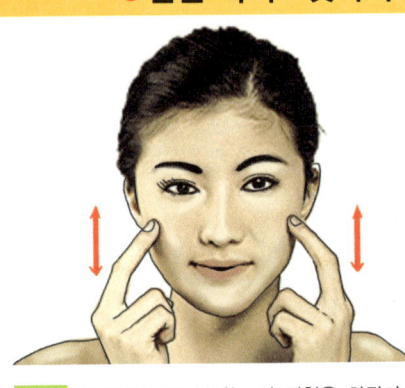

☞지압 요령은, 객주인혈을 손가락으로 누르고 상하로 움직이면 되는데 이 때 머리 양쪽으로 통증이 전해진다. 그리고 뜸은 7장을 뜨고, 침은 놓지 말아야 한다.

참고 상관이라고도 불리는 이 경혈은 하관과 상관 경혈이 나란히, 마치 손님(客)과 주인(主人)이 마주보고 있는 것 같아서 붙여졌다.

⑬ 전정(前頂) — 백회 혈 앞에 있는 경혈점

이 경혈은 감기에 의한 두통이나 현기증·얼굴 부종에 매우 잘 듣는다. 또 코가 막혀 머리가 아플 때나 안면 충혈·부종 등에도 효과가 있다.

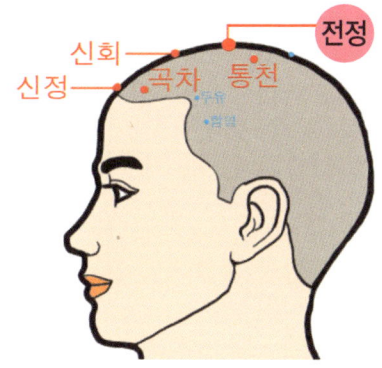

● 감기로 인한 두통 치료법

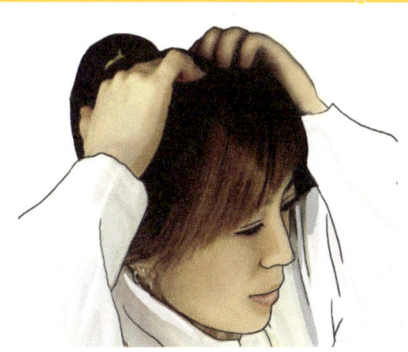

☞ 지압 요령은, 머리 앞부분에 통증을 느낄 때는 좌우의 가운뎃손가락과 집게손가락을 모아 전정 혈에 대고 손가락 끝에 힘을 가해 머리 한가운데에 압력이 가해지도록 지압을 한다.

참고 頂은 머리 꼭대기, 前은 백회 혈을 말하니 앞으로 소개될 후정(後頂) 혈의 앞이라는 명칭이며, 머리 꼭대기의 약간 앞에서 질환을 다스린다.

14 승령(承靈) — 심장 질환을 죽이는 신령

이 경혈은 뇌나 척추의 염증에서 일어나는 발열이나 마비·경련·현기증·두통 등에 효과가 있으며, 그 외 감기에 의한 오한이나 두통·코피·코막힘·천식이나 탈모 방지 치료에도 활용되고 있다.

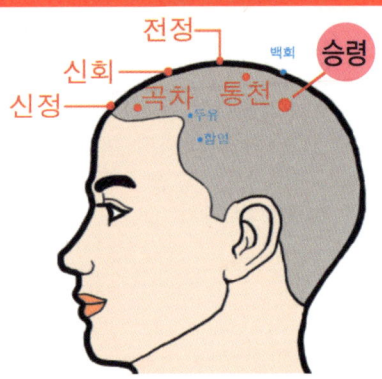

●현기증·두통·탈모 방지 치료법

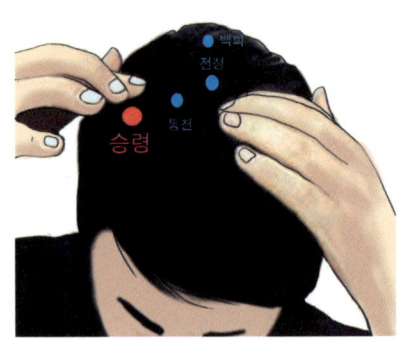

☞지압 요령은, 통천혈과 비슷하며, 침은 3푼을 놓고 뜸은 5장을 뜬다.

참고 이 승령이라는 명칭은 신령을 받든다는 의미이며, 심장에 생기는 순환 기계의 질환이나 그와 동반된 증상을 제거하는 게 주 임무이다.

15 청궁(聽宮)

소리를 확실하게 듣는 집

청궁 경혈을 지압하면 귀울음·난청·귓병 전반에 걸친 질병이나 안면근육 병과 머리가 무거운 증상, 두통·현기증·시력감퇴·기억력 감퇴에도 특효가 있다.

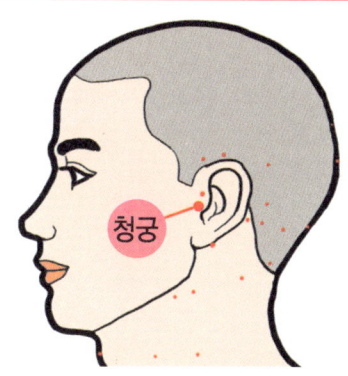

● 귀울음과 난청을 해결하는 치료법

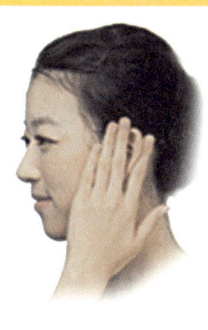
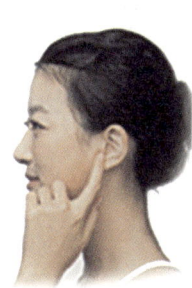

☞ 지압 요령은, 집게손가락 또는 엄지손가락으로 작은 원을 그리면서 청궁 혈에 지압을 하며 계속 반복한다.

참고 이 청궁 혈은 소리를 확실하게 들을 수 있는 장소의 중심부로서 청각 장애 등을 제거한다. 그리고 침은 3푼을 놓고, 뜸은 3장을 뜬다.

16 천창(天窓) — 쇄골 위쪽을 다스리는 곳

이 경혈은 일반적으로 귓병에 잘 듣고, 중이염이나 편도염부종 등에 효과가 있다. 특히 뺨이 결리거나 붓고 목의 통증, 귀울음·난청, 어깨 통증 등에도 효과를 본다.

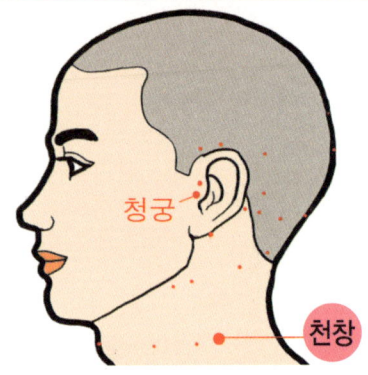

청궁

천창

● 귓병 치료법

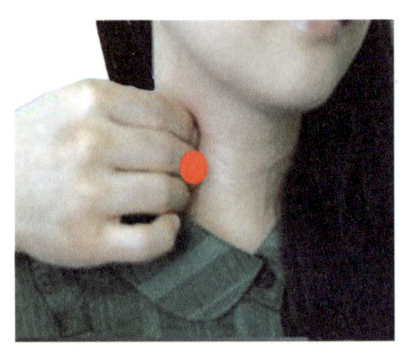

☞지압 요령은, 머리 앞부분에 통증을 느낄 때는 좌우의 가운뎃손가락과 집게손가락을 모아 천창 혈에 대고 손가락 끝에 힘을 가해 머리 한가운데에 압력이 가해지도록 지그시 지압을 한다.

참고 이 경혈은 창(窓)으로 귓병(天) 질환을 엿보고 다스린다. 그리고 침은 3푼을 놓고 뜸은 3장을 뜬다.

17 예풍(翳風)

중풍이 물러나다

이 경혈은 중풍으로 인해 생기는 눈이나 귀 질환에 좋은 효과가 있다고 추측되며, 안면마비나 경련·뺨의 부종이나 치통, 목과 어깨의 결림이나 통증, 난청이나 귀의 통증·치통·현기증·차멀미 등에도 효험이 있다.

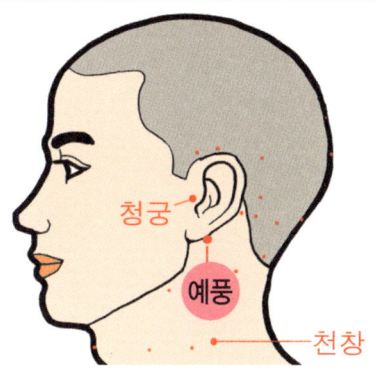

● 안면마비 · 치통 치료법

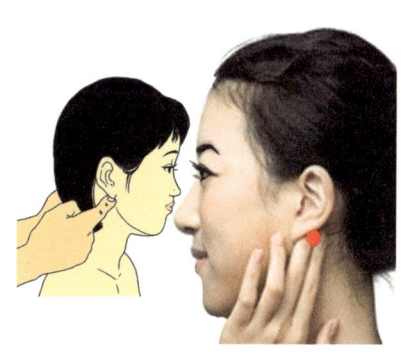

☞ 지압 요령은, 집게손가락을 예풍 혈에 넣고 누른다. 혼자 할 때는 손바닥을 뺨에 대고 엄지손가락으로 지압을 해도 좋다. 요령은 이 예풍 혈을 강하게 눌렀다가 확 풀어주는 것이다.

참고 이 경혈을 누르면 귓속이 아프다. 침은 7푼을 놓고 뜸은 7장을 뜬다.

18 이문(耳門) — 귀의 질환을 다스리는 문

한자 뜻 그대로 귀의 문이라는 이문 경혈의 지압은 귀의 질병 전반에 걸쳐 뛰어난 효과가 있어 귀울음·난청·중이염·외이염뿐만 아니라 안면신경마비·삼차신경통·치통 등에 잘 듣는다.

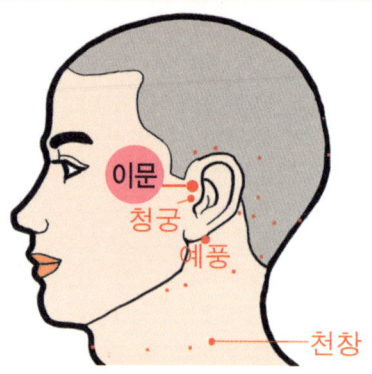

● 귀의 각종 질병 치료법

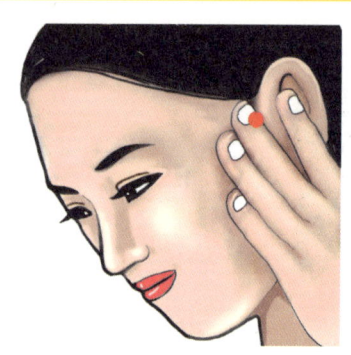

☞ 지압 요령은, 집게손가락 또는 엄지손가락으로 약간 힘을 가해 이문 혈에 지압을 한다.

참고 여기서 외이염으로 통증이 심할 때는 예풍 혈과 함께 지압이나 마사지를 하면 좋다. 단, 염증 치료를 병행해야 하는 조건이 따른다.

19 태양(太陽) 태양처럼 눈을 밝게 하는 곳

눈의 통증이나 충혈 등 눈의 여러 가지 증상을 완화시켜 주는 경혈이다.

이 경혈을 손가락 끝으로 작은 원을 그리듯이 주무르면 이름 그대로 태양이 비치듯 눈이 맑아지고 기분도 상쾌해진다.

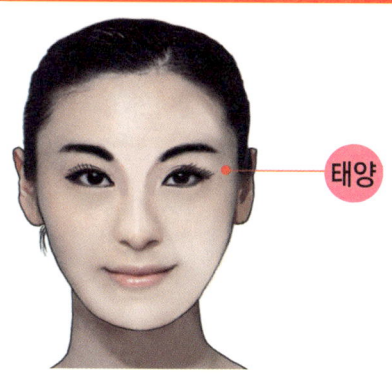

태양

● 눈의 피로 · 통증 치료법

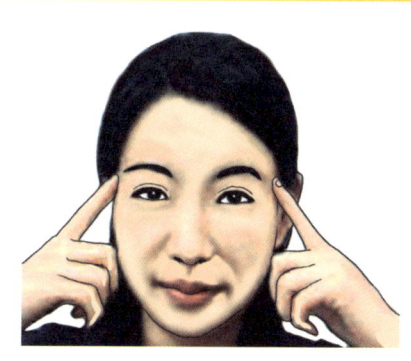

☞ 지압 요령은, 두 눈을 지그시 감고 엄지손가락을 태양 혈에 댄 다음 집게손가락으로 옆으로 눈꺼풀 위를 눈 주위 뼈를 따라 안쪽에서 바깥쪽으로 좌우 동시에 천천히 30회 정도 마사지한다.

참고 컴퓨터를 보면서 자신도 모르게 관자놀이를 누르면서 비빈 적이 있을 텐데, 바로 여기가 태양 혈이며 같은 동작을 반복하면 두통도 사라진다.

⑳ 영향(迎香) 코의 질환을 다스리는 곳

이 경혈은 코의 여러 가지 증상을 완화시키는 효과가 있어 만성비염·급성비염·축농증 등이 치료된다.

그 밖에도 안면 신경에 관한 증상에도 자주 활용된다.

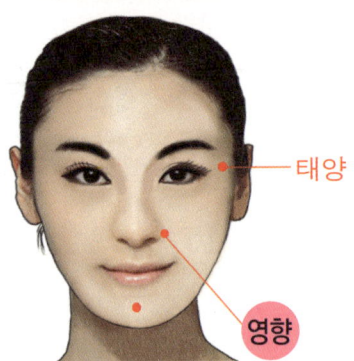

태양
영향

● 코가 뻥 뚫리고 둔했던 후각도 회복되는 치료법

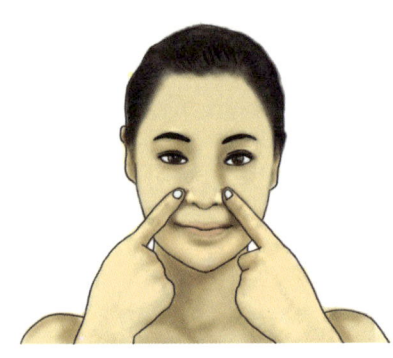

☞지압 요령은, 집게손가락 끝의 볼록한 부분을 영향 혈에 대고 조금 세게 천천히 되풀이하면서 누른다. 이 때 정명 혈도 함께 지압하면 그 효과가 더 잘 듣는다.

참고 그리고 침은 3푼을 놓은 다음 3번 숨쉴 동안 꽂아 두고, 뜸은 뜨지 말아야 한다.

21 거료(巨髎) — 콧병을 다스리는 곳

이 경혈은 코막힘이나 콧물·코피·코의 염증, 눈의 질환, 치통·잇몸 염증·축농증, 삼차신경통·안면마비나 경련 등에 효과가 있다.

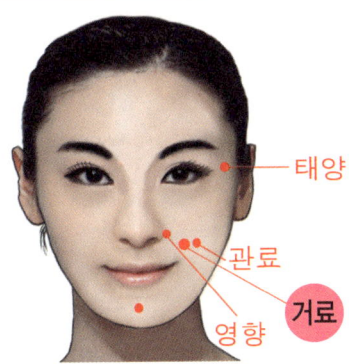

태양
관료
거료
영향

●콧물·코피·축농증 치료법

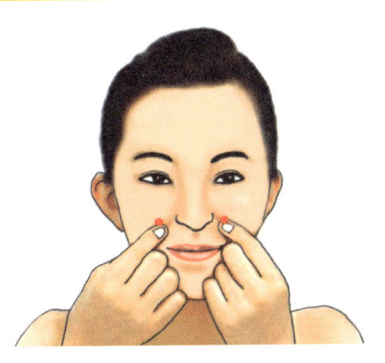

☞지압 요령은, 영향혈 지압과 비슷하고, 침은 3푼을 놓고 뜸은 7장을 뜬다.

참고 이 경혈 명칭은 거분(巨分=코 양쪽에서 입 모서리까지의 홈)을 말하며, 홈 부분이 중요한 곳이다.

22 관료(觀髎) — 얼굴을 다스리는 곳

이 경혈은 윗니의 통증, 뺨의 부종, 황달 등에 효과가 있으며, 또한 미용에도 효과가 있어 매일 이 경혈을 중심으로 가볍게 마사지하면, 이마에 생기는 주름살이나 눈 밑의 작은 주름이 사라지고 탱탱한 피부를 유지하게 된다.

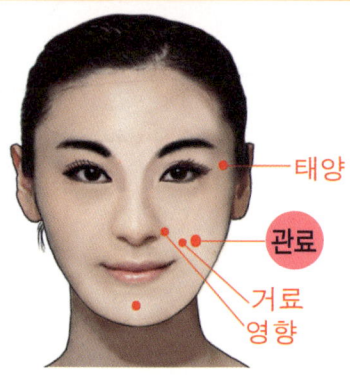

태양 / 관료 / 거료 / 영향

●뺨의 마비나 경련을 멈추게 하는 치료법

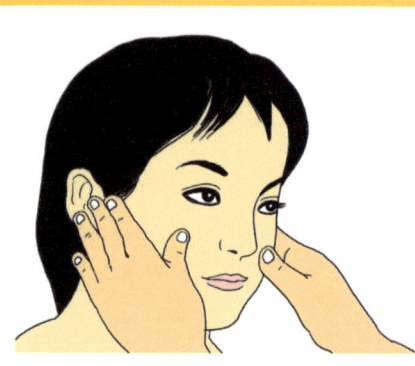

☞지압 요령은, 엄지손가락의 볼록한 부분으로 5초나 10초 정도 길게 주무르면서 누른다.

참고 마비 증세로 인해 뺨이 굳어질 때는 관료 혈에서 하관 혈까지의 주변을 천천히 마사지하면 효과가 있다.

23 정명(睛明)

눈을 밝게 다스리는 경혈

이 경혈은 눈에 나타나는 여러 가지 증상에 효과가 있다.

그 밖에 안면경련에도 효과가 있고, 또 콧속에 이상이 생겼을 때도 콧날을 따라 몇개의 다른 경혈과 함께 이용되기도 한다.

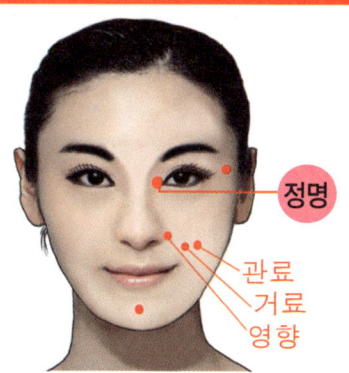

정명
관료
거료
영향

● 눈 주위의 통증을 없애는 치료법

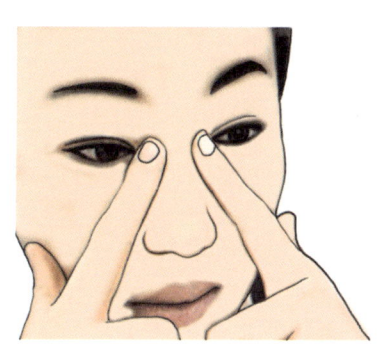

☞ 지압 요령은, 집게손가락의 볼록한 부분으로 정명 혈을 주무르듯이 누른다. 환자가 혼자 할 때에는 한쪽 손의 엄지손가락과 집게손가락으로 코를 잡듯이 누르면 된다.

참고 그 밖에 어린이가 대수롭지 않은 일로 칭얼대거나 울음을 그치지 않을 때, 정명 혈을 가볍게 눌러주도록! 이 때 눈동자를 압박하지 않게 한다.

24 동자료(瞳子髎) 눈을 다스리는 곳

이 경혈은 두통 등 머리 부분의 질환이나 눈의 피로, 눈의 가려움증, 충혈 등 눈의 질환에 효과가 좋다.

뿐만 아니라 눈 밑의 주름살을 펴 주는 데 효과적이므로 미용에도 빠져서는 안 되는 중요한 경혈이다.

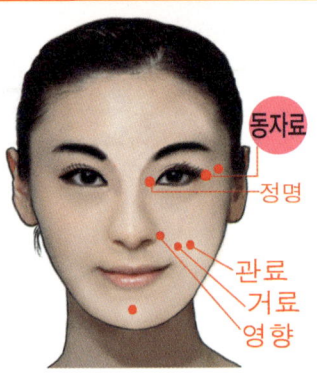

동자료, 정명, 관료, 거료, 영향

● 눈꺼풀에 경련이 생겼을 때의 치료법

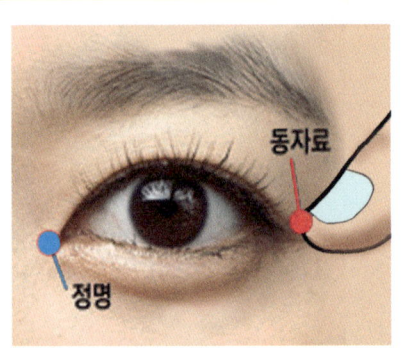

동자료, 정명

☞ 지압 요령은, 집게손가락의 볼록한 부분으로 동자료 혈의 좌우를 동시에 지압하는 것을 되풀이한다. 이 때 강하게 눌렀다가 갑자기 힘을 빼는 것이 요령이다.

참고 이 경혈은 지압하면서 눈꼬리 옆의 사죽공 혈도 함께 지압과 마시지를 병행하면 마비 증세에도 효과가 나타난다.

25 사죽공(紗竹空) 눈병을 다스리는 곳

이 경혈은 두통이나 눈의 충혈, 편두통에 효과가 있다.

이 사죽공 혈에 마사지나 지압을 하면 눈의 피로나 얼굴의 부종이 풀리고 상쾌해진다.

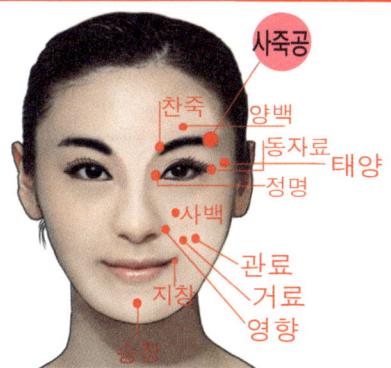

● 눈 질환 치료법

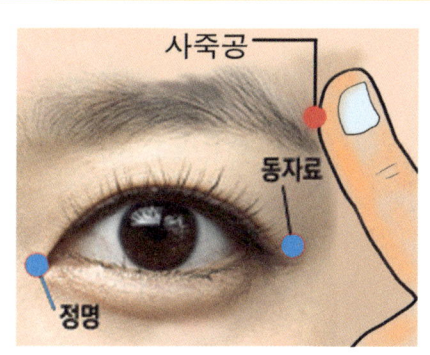

☞ 지압 요령은, 찬죽 혈이나 정명·동자료 혈 등, 눈 주위에 하는 지압법과 비슷하다.

참고 침은 3푼을 놓고, 3번 숨쉴 동안 꽂아 두며, 뜸은 뜨지 말아야 한다. 뜸을 뜨면 눈이 작아지거나 앞을 못 볼 수도 있기 때문이다.

26 양백(陽白)

눈을 밝게 해 주는 경혈

양백 혈은 주로 머리와 얼굴, 눈의 증상에 효과가 있다. 그 외에도 눈이 부시거나 눈물이 계속 나오는 증상, 각막 흐림이나 야맹증·현기증 등에도 효과가 있다.

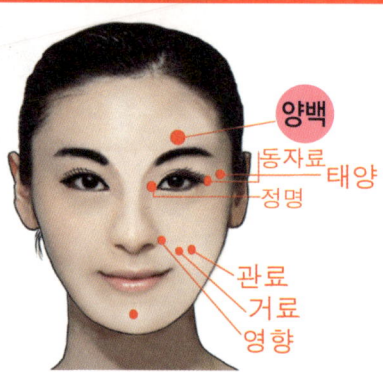

양백, 동자료, 태양, 정명, 관료, 거료, 영향

● 미간에서 콧날로 이어지는 통증 치료법

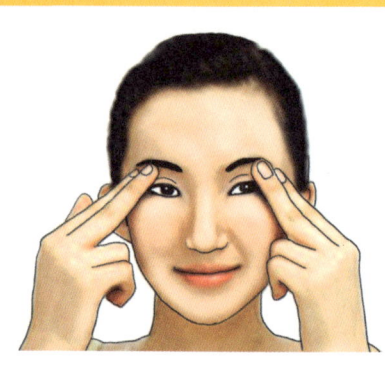

☞ 지압 요령은, 집게손가락 또는 엄지손가락의 볼록한 부분으로 양백 혈을 눌러 준다. 환자 자신이 혼자 해도 무방하다.

참고 침은 2푼을 놓고 뜸은 3장을 뜬다.

27 승장(承漿) 입의 질환을 다스리는 곳

이 승장 혈은 입이나 눈이 비틀어져 기울어져 있거나 얼굴이 붓고, 입이나 이가 아파 말을 할 수 없을 때 효과가 있다. 일반적으로는 안면부종, 삼차신경통, 안면 신경 마비, 아랫니의 통증, 언어 불능의 중풍 환자 치료에 자주 이용된다.

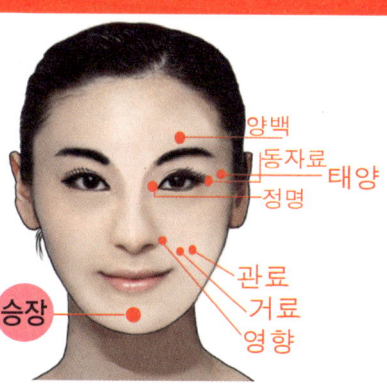

양백 / 동자료 / 태양 / 정명 / 관료 / 거료 / 영향 / 승장

●입과 치아의 통증 치료법

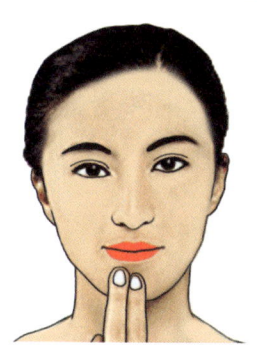

☞ 지압 요령은, 집게손가락을 승장 혈에 대고 누르면서 천천히 주무르듯이 지압을 한다.

참고 침은 3푼을 놓고, 뜸은 7장을 뜬다.

28 사백(四白) — 눈병을 다스리는 곳

이 경혈은 안면 신경 마비로 눈이 감기지 않거나 뺨 주변에 통증이 있는 증상에 효과가 있다.

그 밖에 두통이나 현기증, 피로한 눈을 풀어주고 삼차신경통을 완화시켜 준다.

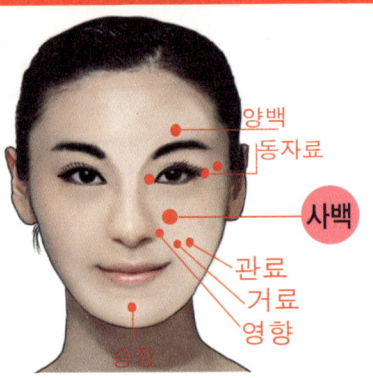

양백, 동자료, 사백, 관료, 거료, 영향

●뺨의 통증을 물리치는 치료법

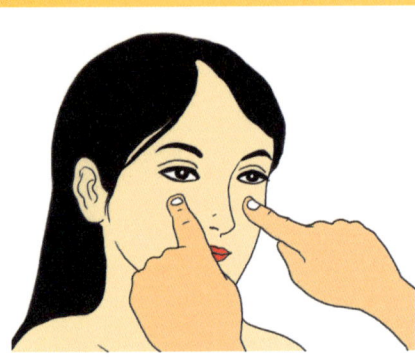

☞ 지압 요령은, 집게손가락의 볼록한 부분으로 사백 혈을 약간 세게 지압한다.

참고 이 지압과 함께 뺨 전체와 눈꼬리에서 귀, 입술 끝까지 마사지하면 아랫눈썹이나 윗입술의 통증도 완화시킬 수 있다.

29 지창(地倉) — 입의 질환을 다스리는 곳

이 경혈은 고혈압이나 중풍으로 인한 언어장애, 안면 신경마비로 입이 비뚤어진 경우나 삼차신경통 등의 치료에 효과가 있다.

또한 위가 나빠 생기는 여러 가지 증상에도 효과가 있다.

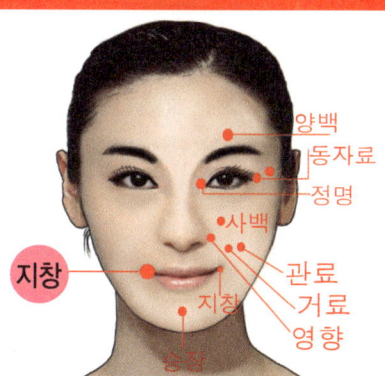

양백, 동자료, 정명, 사백, 관료, 거료, 영향, 지창, 승장

● 치통을 완화시키는 치료법

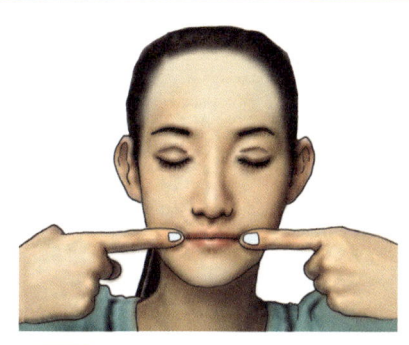

☞ 지압 요령은, 집게손가락이나 가운뎃손가락으로 작은 원을 그리듯이 천천히 주무르면서 누른다.

참고 침은 3푼을 놓고 5번 숨쉴 동안 꽂아두며 뜸은 14~49장까지 뜨는데, 뜸봉을 크게 하면 입이 비뚤어진다. 그 때 승장 혈에 49장을 뜨면 곧 낫는다.

30 찬죽(攢竹) — 눈병을 다스리는 곳

이 경혈은 눈물이 많고, 현기증·눈의 피로·결막염, 빰의 통증에 효과적이다.

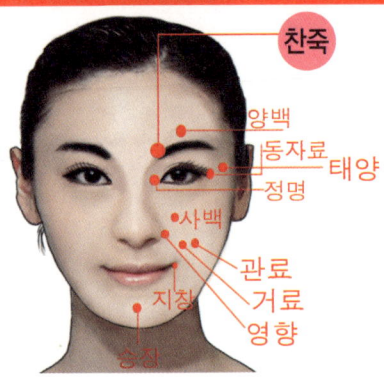

● 눈 질환 치료법

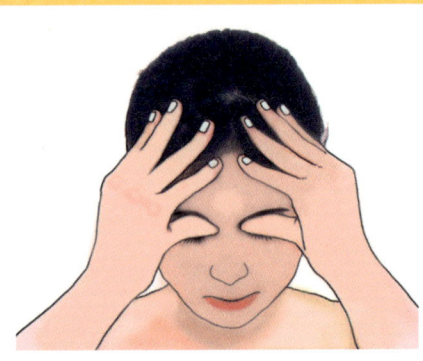

☞ 지압 요령은, 눈을 감고 양손의 엄지손가락을 찬죽 혈에 대고, 다른 손가락은 이마 위에 놓아, 엄지손가락을 위로 끌어당기듯이 30번 정도 누르면서 힘을 주지 말고 살짝 눌러 준다.

참고 또, 눈이 부어 푸석푸석할 때 이 찬죽 혈을 엄지손가락으로 세게 누른다. 단, 이 경혈엔 절대로 뜸을 떠서는 안 되므로 주의해야 한다.

㉛ 인당(印堂)

콧병을 다스리는 곳

이 경혈은 축농증이나 만성비염 등에 나타나는 코막힘과 이에 동반되는 머리의 통증, 숨을 쉬기가 거북한 불쾌감 등을 완화시키는 데 효과가 있다. 그 밖에 현기증이나 어린이 경련 등에 이용되기도 한다.

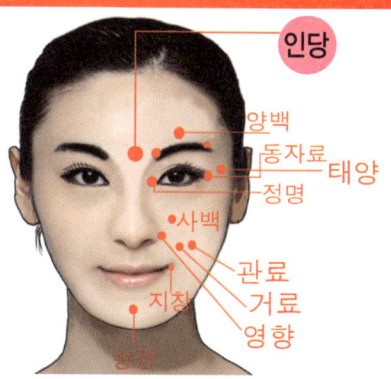

인당, 양백, 동자료, 태양, 정명, 사백, 관료, 거료, 영향, 지창

●주름을 펴 주는 치료법

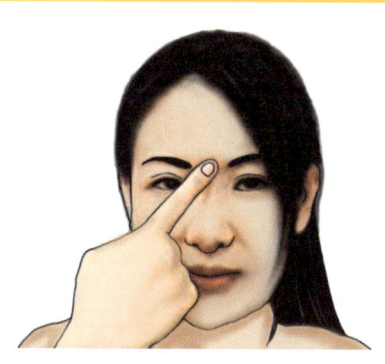

☞ 지압 요령은, 집게손가락으로 찬죽 혈과 인당 혈 부위를 서로 엇갈리게 각각 7~8회씩 문질러 준다.

참고 부처님 이마에서도 볼 수 있는 이 경혈은 제3의 눈이라 불리기도 한다.

32 화료(禾髎) 콧병을 다스리는 곳

이 경혈은 코의 질환에 널리 사용된다.

그 밖에 얼굴 앞면의 신경 장애 치료에도 효과가 있다.

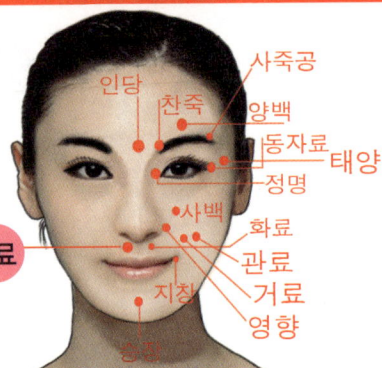

● 각종 코의 질환 치료법

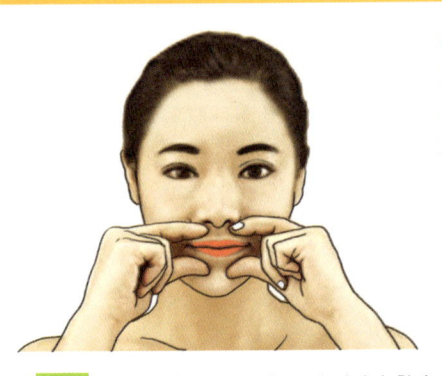

☞ 지압 요령은, 집게손가락이나 가운뎃손가락으로 약간의 힘을 가해 화료 혈을 누르면 된다.

참고 침은 2푼을 놓고, 뜸은 뜨지 말아야 한다.

33 대영(大迎) — 경혈의 줄기가 만나는 곳

이 경혈은 차갑거나 화끈거리는 증상, 삼차신경통으로 인한 입의 경련, 혀의 경련, 눈의 통증, 아랫니의 통증, 잇몸 통증 등에 효과가 있다.

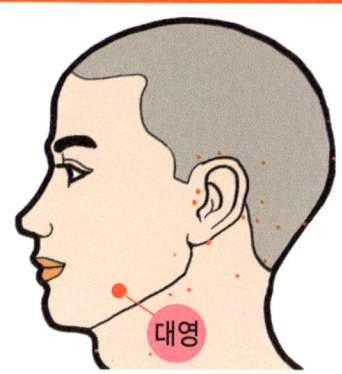

● 잇몸 통증 치료법

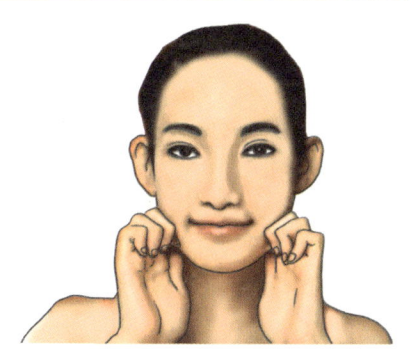

☞ 지압 요령은, 집게손가락의 볼록한 부분으로 대영 혈에 강하게 누르듯이 지압을 반복한다. 대영에 손가락을 넣어 동맥이 닿는데, 이 곳을 누르면 아랫니 전체에 통증을 느끼게 된다.

참고 침은 3푼을 놓고, 7번 숨쉴 동안 꽂아 두며, 뜸은 3장을 뜬다.

34 협거(頰車) — 아래턱 관절의 경혈

이 경혈은 치통이나 얼굴 신경통, 뺨의 부종, 턱의 부종이나 결림, 입이나 잇몸의 통증에 효과가 있으며, 반신불수에도 효과적이다.

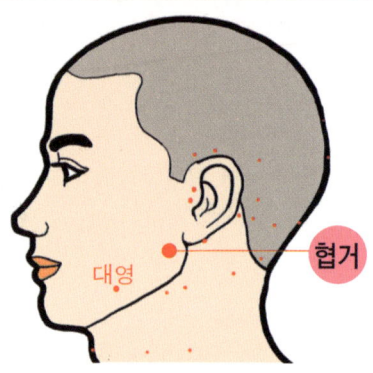

대영 / 협거

● 턱의 부종을 가라앉히는 치료법

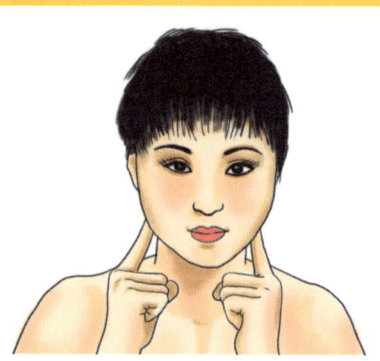

☞ 지압 요령은, 협거혈에 검지를 대고 조금 아프게 기분이 좋을 정도의 세기로 5~10회 좌우 동시에 누르면서 비벼 준다.

참고 頰은 뺨이며, 車는 이가 車와 같이 움직인다는 의미에서 아래턱 관절을 나타낸다. 그래서 이 경혈은 관절에 생기는 질환에 유효하다.

㉟ 하관(下關) — 치통 등을 다스리는 곳

이 경혈은 치통이나 귀울음·삼차신경통에 자주 사용되며, 또 아래턱이 습관적으로 빠지거나 아래턱 관절통으로 입을 잘 벌리지 못하는 경우에도 잘 듣는다.

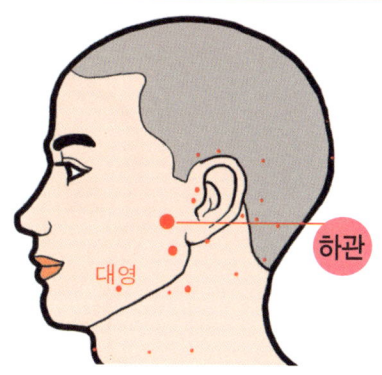

대영 / 하관

● 치통·귀울음·삼차신경통의 치료법

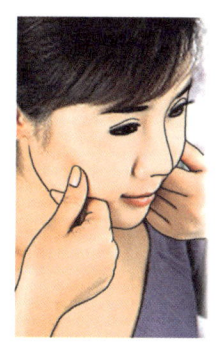
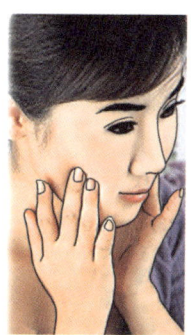

☞ 지압 요령은, 치통에 부종을 동반하는 경우에는 하관 혈을 세게 지압하면 증상이 진정된다.

참고 침은 4푼을 놓는데 침에 느낌이 오면 빼고, 뜸은 뜨지 말아야 한다.

목의 경혈

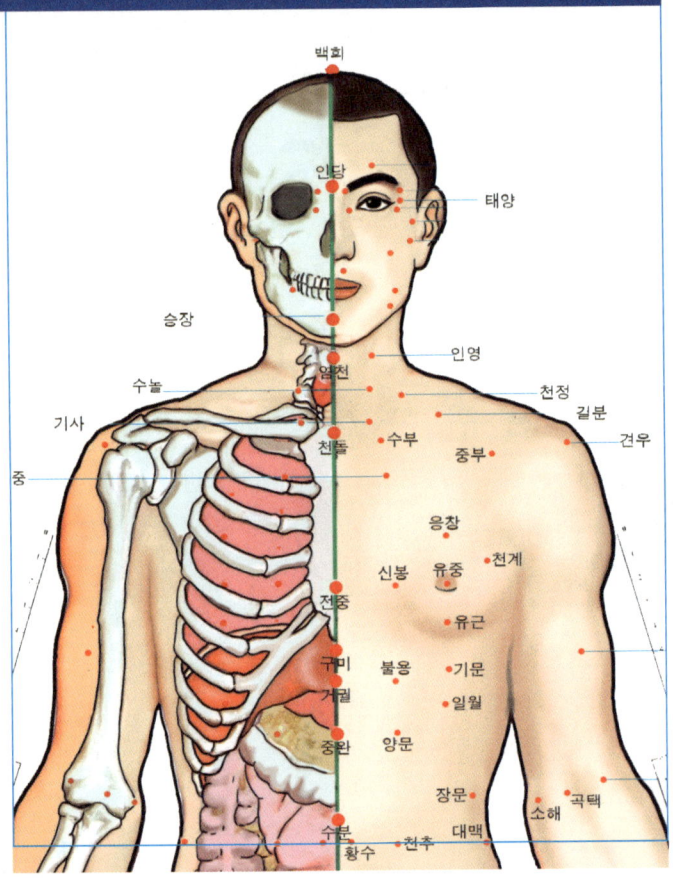

36 천용(天容) — 쇄골 위의 병을 없애는 곳

목의 통증으로 말하기 어려울 때 혼자서 이 천용 경혈 주변을 가볍게 마사지하면 매우 편안해진다.

또한 가슴의 통증으로 숨쉬기 곤란하거나 이가 아프고 귀가 잘 들리지 않는 증상에도 매우 효과가 있다.

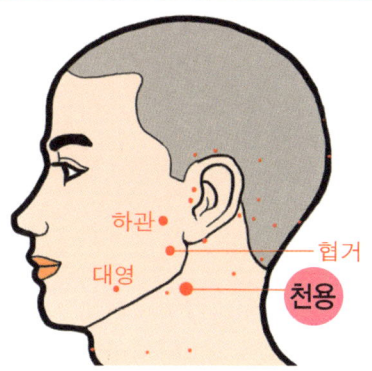

● 목에 관한 병의 치료법

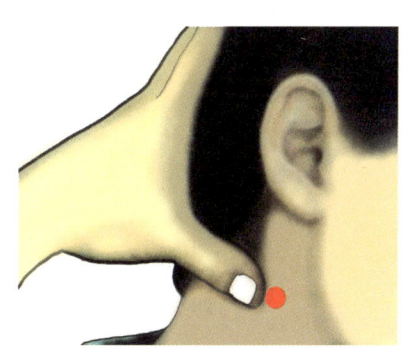

☞ 지압 요령은, 뒷목을 아프지 않게 살살 눌러서 근육을 풀어 준 뒤, 천용 혈을 집게손가락 끝으로 너무 힘을 가하지 않고 가볍게 주무르듯이 누른다.

참고 천용 혈을 지압하면서 천정 혈과 기사 혈까지 부드럽게 만져 주면 근육의 긴장과 통증을 완화시키고 목을 움직이는 것이 훨씬 부드러워진다.

37 염천(廉泉) — 목병을 다스리는 곳

이 경혈을 손가락으로 누르면 혀의 뿌리를 느낄 수 있는데 너무 세게 누르면 안 된다.

혀가 꼬부라져 말을 할 수 없거나 혀의 지각 이상이나 운동 마비, 후두염·편도염·기관지염·히스테리·실어증에도 효과가 있다.

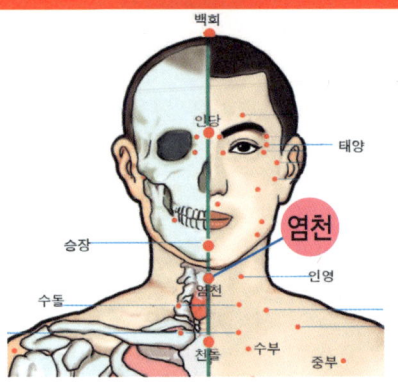

●혀에 관한 질병 치료법

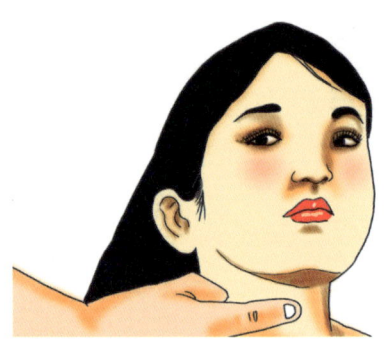

☞ 지압 요령은, 집게손가락 또는 가운뎃손가락으로 염천 혈을 지압한다. 이 때 시술자는 환자의 목이 아프지 않도록 해야 하며, 너무 힘을 주어서는 안 된다.

참고 침은 3푼을 놓고 뜸은 3장을 뜬다.

38 기사(氣舍)

목의 질환이 모이는 곳

이 경혈은 목의 통증이나 목의 종기·부종, 목덜미가 뻐근한 증상, 위의 트림, 불쾌감·구역질·구토 등이 있을 때 이 경혈을 자극하면 증상을 완화시킬 수 있다.

위가 약한 사람의 치료나 딸꾹질을 할 때에도 치료가 통한다.

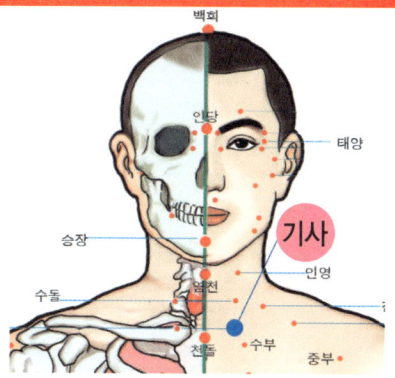

●구역질이나 구토·딸꾹질 치료법

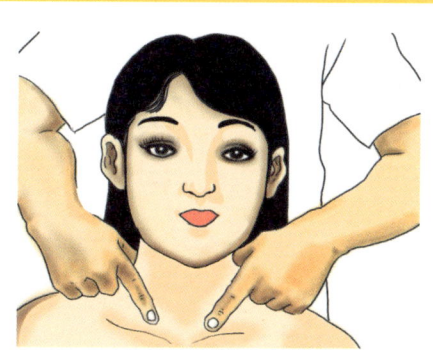

☞ 지압 요령은, 집게손가락 끝으로 양쪽의 기사 혈을 동시에 적당히 힘을 주어 지압한다.

참고 침은 3푼을 놓고 뜸은 3장을 뜬다.

39 인영(人迎)

목병을 다스리는 곳

천식이나 만성관절류머티즘·고혈압·황달·만성기관지 증상이나 그 밖에 협심증·위경련·담석증에 의한 통증, 현기증 등을 완화시킨다.

특히 여성에게 많은, 갑상선 기능이 높아져 생기는 교본병이나 혈압을 내리는 데 효과가 있다.

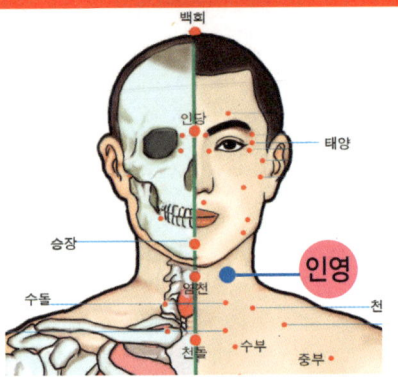

● 목의 통증을 완화시키는 치료법

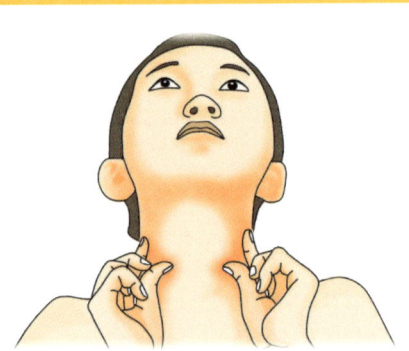

☞ 지압 요령은, 환자의 목이 아프지 않을 정도로 인영 혈을 누르면서 힘을 조절해 지압과 마사지를 병행한다.

참고 침은 4푼을 놓는데 만약에 실수로 너무 깊이 찌르면 생명이 위험하므로 조심해야 한다. 그리고 뜸은 뜨지 말아야 한다.

㊵ 천정(天鼎) — 목병을 치료하는 곳

편도염에 의한 목의 통증이나 부종, 목이 메여 목소리가 나오지 않는 증상에 효과가 있다.

그 밖에 치통, 손의 저림, 목이 뻣뻣한 증상이 있을 때 이 경혈을 지압하면 증상을 완화시킬 수 있다.

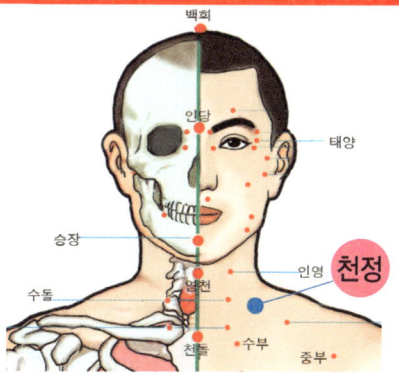

● 목과 어깨 결림을 완화시키는 치료법

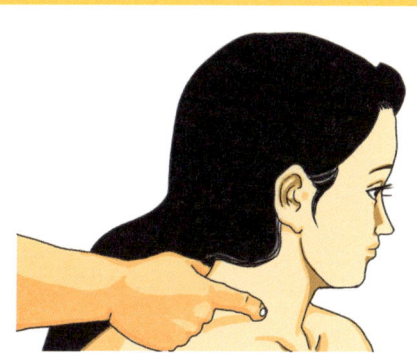

☞ 지압 요령은, 시술자는 환자의 뒤에 서서 한쪽 손으로 환자의 몸을 지탱하고, 다른 한쪽 손가락으로 천정 혈을 가볍게 지압하면서 주무른다.

참고 또한 고혈압으로 혈액 순환에 이상이 있을 때에도 치료가 통한다. 단, 너무 세게 누르지 않도록 주의해야 한다.

41 수돌(水突) — 목병을 다스리는 곳

이 경혈은 기침으로 얼굴이 붉어지는 증상이나 목이 부어 숨쉬기 곤란한 증상에 효과가 있다.

또 목의 상태가 나빠져 목소리가 잘 나오지 않는 증상이나 기관지염·인두염·후두염, 천식에 의한 부종이나 통증 치료에도 효과가 있다.

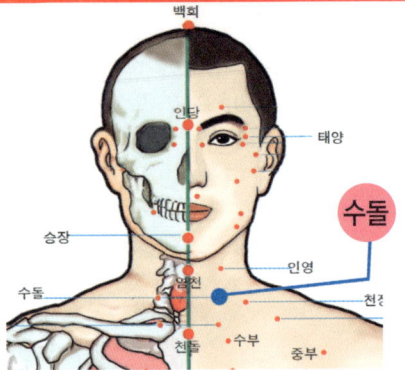

●목소리가 잘 나오지 않을 때의 치료법

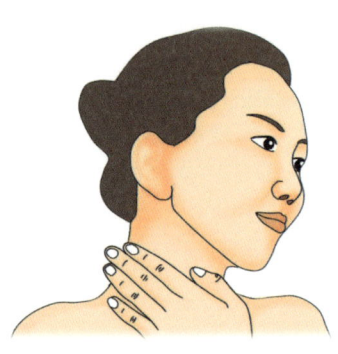

☞지압 요령은, 시술자는 환자를 한 손으로 지탱하고 다른 한 손의 집게손가락으로 수돌혈을 가볍게 누르면서 주무른다.

참고 침은 3푼을 놓고, 뜸은 3장을 뜬다.

42 천돌(天突) — 목의 통증을 잠재우는 곳

이 경혈은 목의 통증이나 목소리가 나오지 않는 증상, 음식물을 삼키기 어렵거나 숨쉬기가 곤란한 천식 등에 효과가 있다.

또, 목이 말라 아릿한 증상이나 따끔따끔한 통증, 담이 결리는 증상 등에 잘 듣는다.

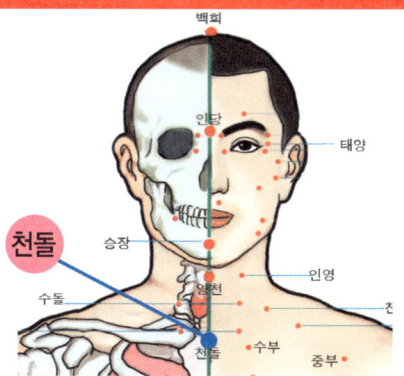

●기침이나 천식을 잠재우는 치료법

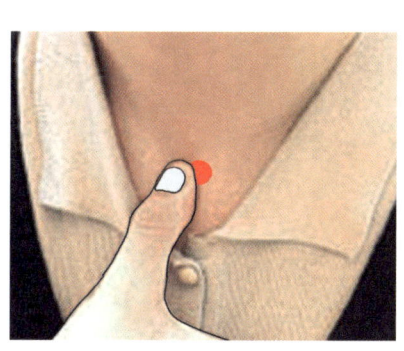

☞ 지압 요령은, 얼굴은 정면을 보고 있는 상태에서 집게손가락을 구부려 손가락 끝을 경혈에 댄 후(이 때 목이 막히는 듯한 느낌이 든다) 아래쪽을 향해 30회 정도 살짝 눌러 준다.

참고 이 경혈을 지압할 때에는, 정도에서 벗어나 손가락을 깊이 누르거나 너무 강하게 누르면 숨이 막힐 수도 있으니 조심해야 한다.

43 천주(天柱) — 목병을 다스리는 곳

이 경혈은 현기증·두통·눈의 피로·목이나 어깨결림·만성피로·저혈압·고혈압·숙취·멀미 등에 효과가 있다. 또 만성비염·축농증·코막힘·코피·귀울음·두통·마비 증상, 목의 뻐근함, 신장병에도 효과가 있다.

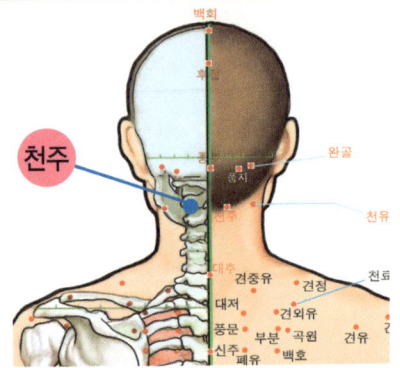

● 목의 뻐근함과 피로를 풀어 주는 치료법

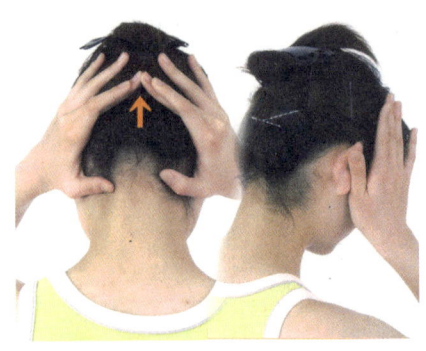

☞ 지압 요령은, 시술자는 환자의 머리를 뒤에서 양손으로 둘러싸듯이 하고 엄지손가락으로 천주 혈을 지압하는데 이 때 신주 혈과 함께 지압하면 효과가 더욱 증대된다.

참고 짜증을 해소하려면, 먼저 손바닥으로 귀 전체를 누르고 귓구멍을 막은 다음, 검지 위에 중지를 얹어서 후두부를 30번 정도 탁탁 두드린다.

44 풍지(風池)

감기 질환이 모이는 곳

이 곳을 손가락으로 주무르면 귀 뒤의 머리 양쪽으로 통증이 느껴진다.

감기로 머리가 아프거나 뒷목이 결리고 몸의 마디마디가 아프고, 현기증이나 숙취·멀미·눈의 피로, 원형 탈모증·월경곤란증·월경통 등에 효과가 있다.

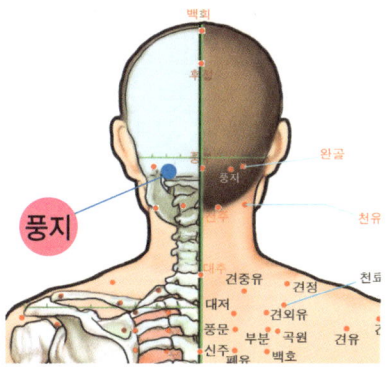

●목의 결림을 풀어 주는 치료법

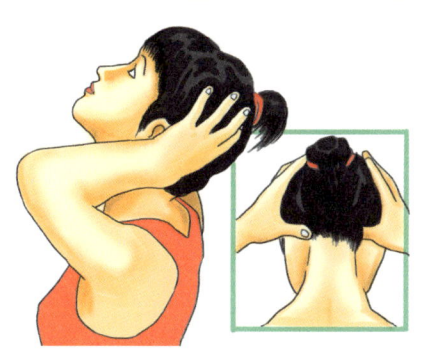

☞지압 요령은, 엄지손가락으로 풍지 혈와 천주 혈을 각각 누르고 머리를 앞뒤로 천천히 흔들어 주면서 기분 좋다는 느낌이 들 정도까지 마사지해 준다.

참고 이 밖에 머리를 맑게 하려면, 양손 엄지손가락을 풍지 혈에 대고 다른 손가락들은 머리를 쥐듯이 천천히 힘을 넣어가며 누르며 주물러 준다.

45 풍부(風府) — 두통 등이 모이는 곳

이 경혈은 두통이나 머리 무거움증, 전신의 나른함, 재채기·콧물·코막힘 등, 감기로 인해 생기는 여러 가지 증상을 완화시킨다.

축농증 등 코에 관한 염증이나 질환 외에 두통·뇌출혈·고혈압에도 매우 효과가 좋다.

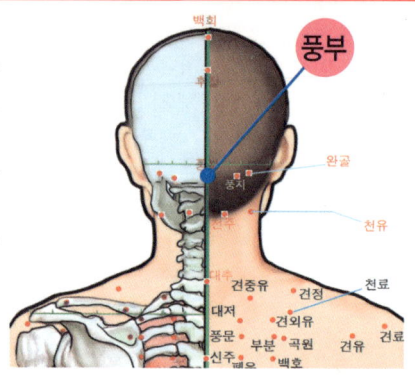

●후두신경통 치료법

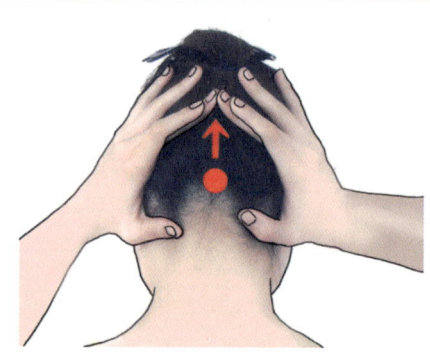

☞ 지압 요령은, 환자의 머리를 양손으로 감싸 안듯이 하고 좌우의 엄지손가락으로 풍부 혈을 누르면서 후두부의 풍지 혈을 가볍게 어루만지면 더욱 효과가 있다.

참고 침은 2푼을 놓고 뜸은 뜨지 말아야 한다.

46 대추(大推) — 척추의 중요한 곳

이 경혈은 구토·코피·목이나 어깨 결림에 효과가 있다. 특히 목과 어깨가 결릴 때에는 대추를 너무 세게 누르지 말고 그 양옆을 세게 누르는 것이 좋다.

특히 알레르기 체질인 사람은 이 경혈의 자극을 민감하게 느낀다.

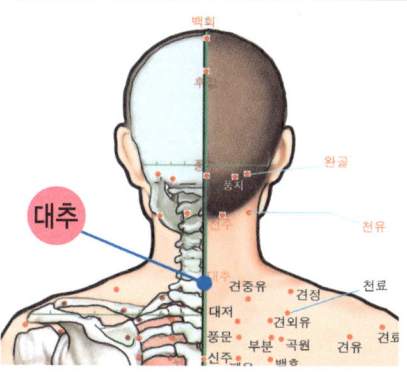

●코피를 멈추게 하는 치료법

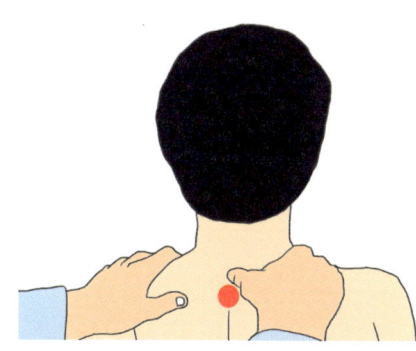

☞ 지압 요령은, 시술자는 한쪽 손으로 환자의 등을 지탱하고 다른 한쪽 손의 엄지손가락으로 대추 혈을 강하게 지압한다.

참고 대추 혈와 함께 신주 혈도 병행해 지압하면 목덜미의 뻐근함을 완화시킬 수 있어 더욱 효과적이다.

경혈 지압 도감 59

47 후정(後頂) — 두통 등을 다스리는 곳

일반적으로 머리 부분 전체에 관한 여러 가지 증상에 효과가 있는 경혈로, 머리 꼭대기 부분의 두통이나 결림, 오한·현기증 등의 치료에도 자주 이용된다.

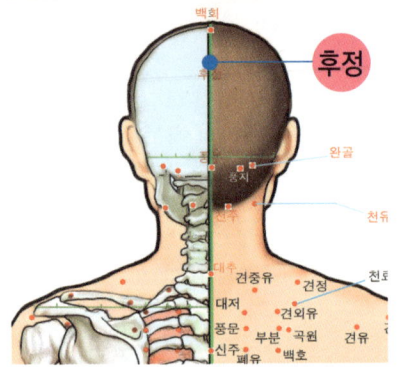

●머리 부분 전체의 증상 치료법

☞ 지압 요령은 백회·전정 혈과 비슷하다.

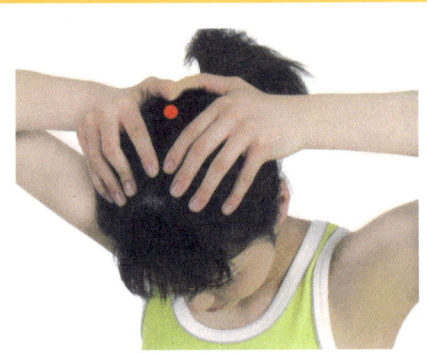

참고 침은 3푼을 놓고 뜸은 5장을 뜬다.

48 천유(天牖) 목 질환을 치료하는 곳

이 경혈은 두통·머리의 무거움증, 얼굴의 부종이나 통증, 목이 뻐근해 목을 돌릴 수 없는 증상, 치통·눈이 아픈 증상 등에 그 효력을 나타낸다.

특히 돌발성 난청이나 시력 감퇴 등에도 효과가 있다.

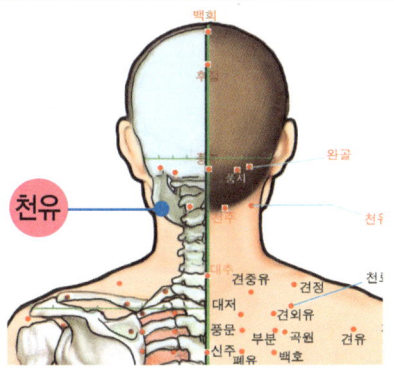

●두통·얼굴의 통증·뻐근한 목의 치료법

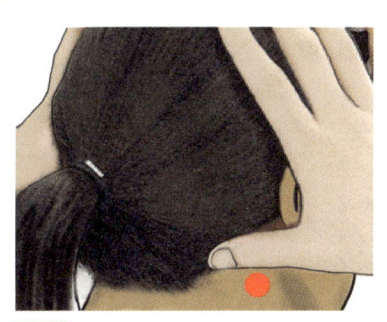

☞지압 요령은 천주혈과 비슷하다.

참고 침은 1치를 놓고 7번 숨쉴 동안 꽂아 두며, 뜸은 뜨지 말아야 한다. 만약 뜸을 뜨면 얼굴이 붓고 눈이 감긴다. 뜸을 놓아 얼굴이 붓고 눈이 감기면 먼저 그 혈을 잡은 다음 천유·풍지 혈을 잡아 침을 놓으면 그 증세는 곧 낫는다.

가슴·배의 경혈

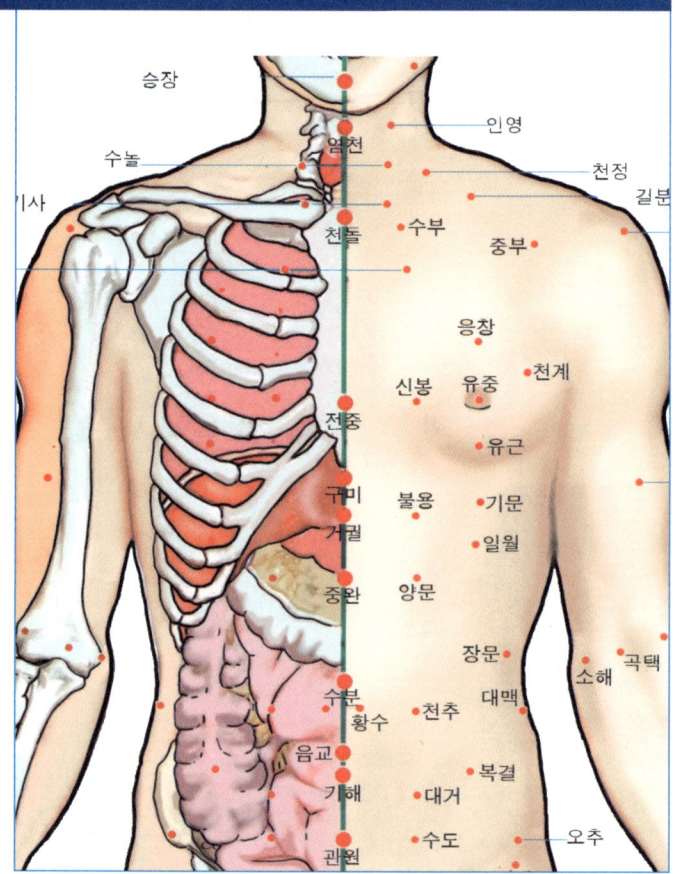

49 결분(缺盆) 가슴 질환을 다스리는 곳

이 경혈은 천식·호흡곤란, 가슴이 답답한 증상·가슴 통증·늑간신경통·만성 열병에 효과가 있다.

결분 혈은 가슴이나 팔로 통하는 신경 통로에 있으므로 이들 부위에 관계되는 증상에 따라 치료하는 것도 좋다.

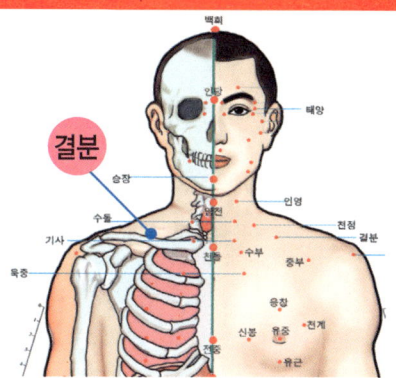

● 가슴의 통증을 완화시키는 치료법

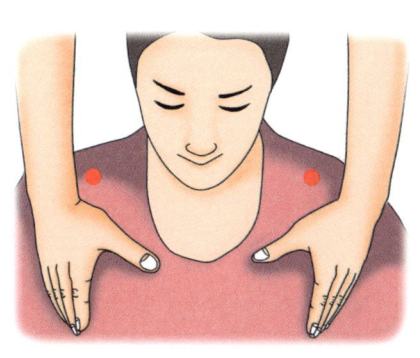

☞ 지압 요령은 집게손가락과 가운뎃손가락을 구부려 결분 혈을 깊숙이 꾹 누른다. 환자의 호흡에 맞춰 반복하는 게 좋다.

참고 뜸은 3장을 뜨고 침은 놓지 말아야 한다.

50 욱중(彧中) 심장을 지키는 경혈

이 경혈은 식도 질환이나 늑간신경통·기관지염·구토·심장병에 매우 효과가 있다.

그 밖에 기침이 멈추지 않거나 천식의 발작, 식욕이 떨어지는 증상 등 여러 가지 증상에도 효과가 있다.

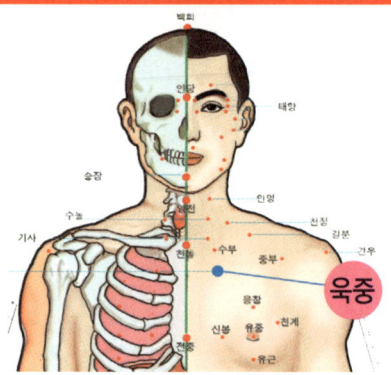

●기관지염·구토·심장병의 치료법

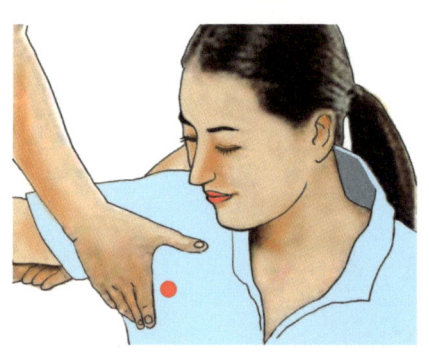

☞ 지압 요령은 결분혈과 비슷하다.

참고 침은 4푼을 놓고, 뜸은 5장을 뜬다.

51 중부(中府) — 가슴 질환이 모이는 곳

이 경혈은 숨이 차거나 호흡곤란·가슴 통증·늑간신경통·만성기관지염·천식에 매우 효과적이다.

그 밖에 가슴에서 어깨·팔 윗부분으로 이어지는 통증이나 감기의 모든 증상, 원형탈모증·소아 천식, 어깨나 유방이 당기는 증상에도 효과가 있다.

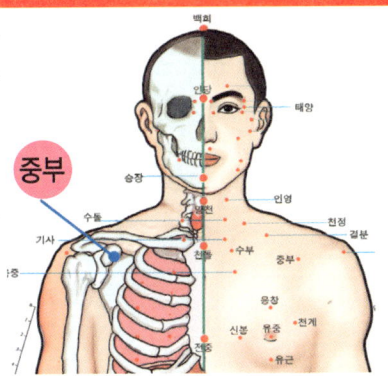

● 가슴의 통증을 제압하는 치료법

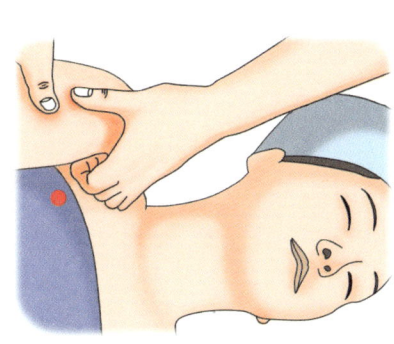

☞ 지압 요령은, 시술자는 엄지손가락을 환자의 중부 혈에 대고 환자의 양쪽 어깨를 잡는 것처럼 하면서 힘을 준다.

참고 침은 3푼을 놓고 3번 숨쉴 동안 꽂아 두며, 뜸은 5장을 뜬다.

52 전중(膻中)

심장을 지키는 곳

이 경혈은 호흡 곤란이나 기침이 멈추지 않는 증상, 가슴 통증 등을 완화시키는 효과가 있다.

또 늑간신경통·만성 기관지염·유방의 통증, 우울증·초조함·히스테리 등, 신경성 치료에도 효과가 있다.

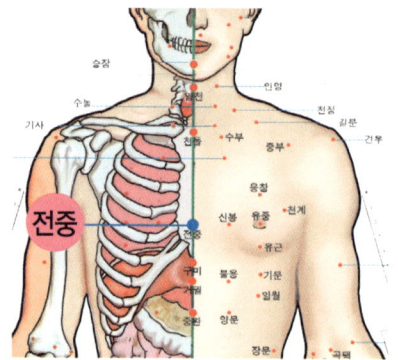

●호흡 곤란을 풀어 주는 치료법

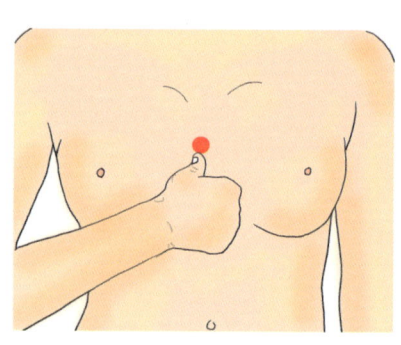

☞환자를 반듯하게 눕히고 시술자는 환자 옆에 무릎을 댄 다음 환자의 가슴 중앙에 양손가락을 가지런히 겹쳐 가운뎃손가락 끝으로 지압을 반복한다.

참고 뜸은 7~49장 뜨고, 침은 놓지 말아야 한다.

53 유근(乳根) — 유방 등을 치료하는 곳

이 경혈은 모유가 나오지 않는 등, 유방과 연관된 증상에 효과가 있다.

그 밖에 가슴·배 부분이 당기고 아프거나 종아리가 당기고, 경련이 일어나는 늑간신경통·심근경색·늑막염 등에 효과가 있다.

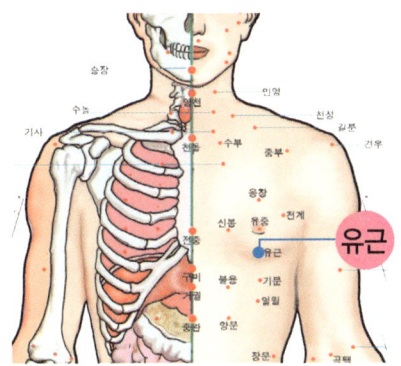

●유방통을 완화시키는 치료법

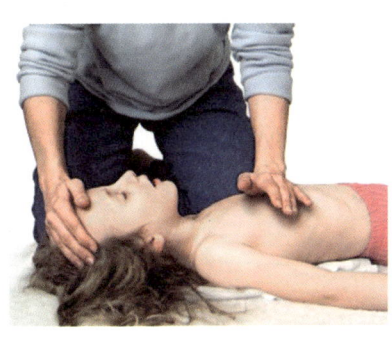

☞ 지압 요령은 집게손가락과 가운뎃손가락을 가지런하게 놓고 유근혈을 가볍게 지압을 하거나 유방 아랫부분을 따라서 어루만져 준다.

참고 침은 3푼을 놓고, 뜸은 5장을 뜬다.

54 유중(乳中)

유방 질환을 치료하는 곳

이 경혈은 침이나 뜸으로 치료할 수 없기 때문에 마사지 치료를 주로 한다.

모유가 나오는 것이 나쁠 경우 유중을 손가락으로 잡고 흔들듯이 마사지하면 효과가 있다.

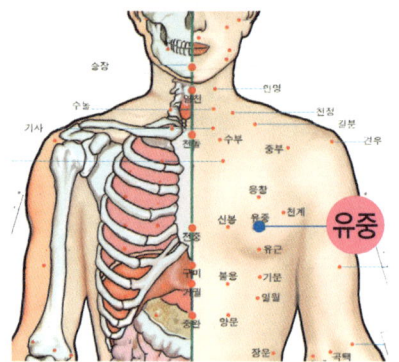

●모유가 잘 나오지 않을 때의 치료법

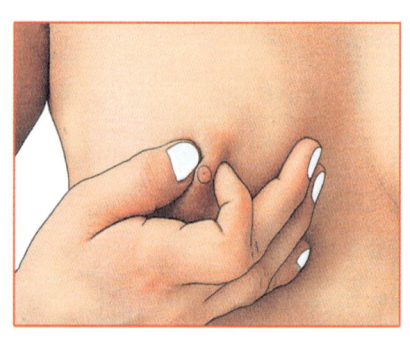

☞이 때 유방 밑을 함께 잡고 유중 혈 쪽으로 어루만지듯이 잡거나 유방 전체를 마사지하면 더욱 효과적이다.

참고 침은 2푼을 놓고, 뜸은 뜨지 말아야 한다.

55 응창(膺窓) — 가슴의 창을 지키는 곳

이 경혈은 유선염이나 모유가 나오는 부분이 나빠질 때 효과적이며, 호흡기 질환, 심장 질환·가슴 통증·늑간신경통 등에도 효과를 본다.

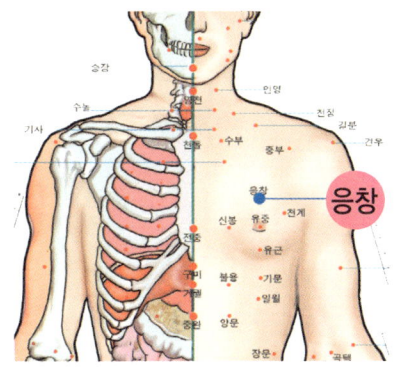

●유방 마사지 치료법

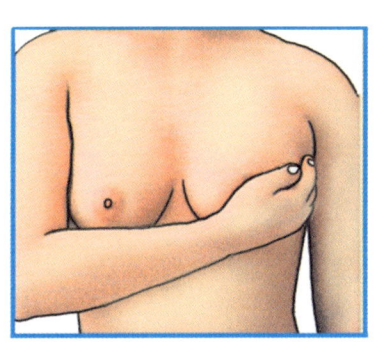

☞지압 요령은 유근 혈이나 유중 혈과 비슷하다.

참고 침은 3푼을 놓고, 뜸은 5장을 뜬다.

56 천계(天谿) 유방 질환을 다스리는 곳

이 경혈은 가슴 통증이나 가슴이 답답함을 풀어 준다.

특히 출산 후 유방이 붓거나 고열이 날 때 천계 혈을 지압하면 곧 유방의 부종이 가라앉고 열도 내려간다.

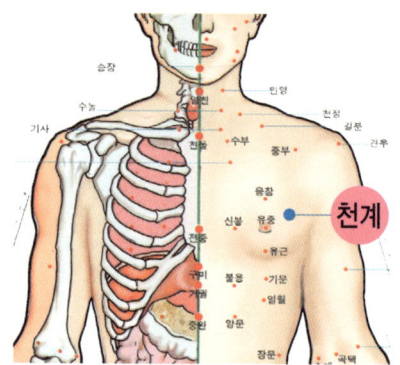

● 유방이 부었을 때의 치료법

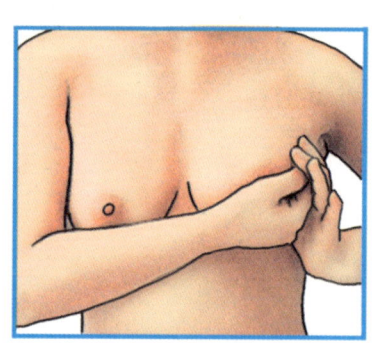

☞ 지압 요령은 유근·유중·응창 혈과 비슷하다.

참고 침은 4푼을 놓고, 뜸은 5장을 뜬다.

57 신봉(神封) — 심장병 기운을 막는 곳

이 경혈은 심장병이나 협심증 등의 원인으로 생기는 여러 가지 증상에 효과가 있다.

또한 늑간 신경통이나 유방이 당기고 모유가 나오지 않는 경우에도 효과가 있다.

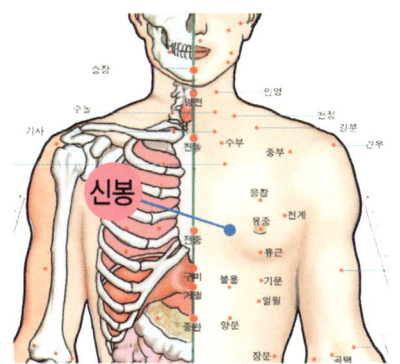

● 가슴의 통증을 해결해 주는 치료법

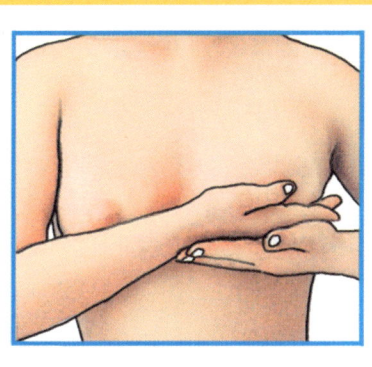

☞ 지압 요령은, 시술자는 환자의 가슴에 양손을 대고 좌우의 신봉혈을 각각 집게손가락과 가운뎃손가락·약손가락을 가지런히 놓고 동시에 지압한다.

참고 침은 3푼을 놓고, 뜸은 5장을 뜬다.

58 유부(兪府) — 목병 등을 다스리는 곳

이 경혈은 목 아래와 아주 가까운 곳이므로 식도나 기도와 연관된 질병 치료에 효과가 있다.

또, 늑간신경통·가슴 통증·기관지염, 구토나 구역질 증상을 완화시키거나 심장병 등에도 효과가 있다.

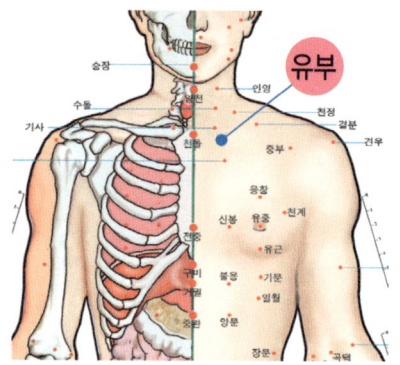

● 식도·기도에 관한 병의 치료법

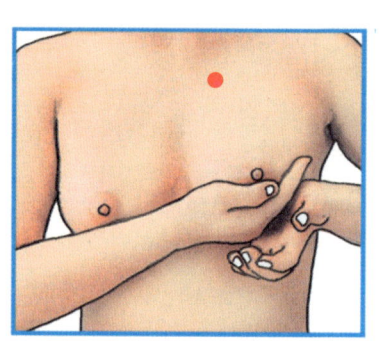

☞ 지압 요령은 욱중 혈이나 중부 혈과 비슷하다.

참고 쇄골의 아래쪽을 어깨의 가장자리 방향으로 더듬어 가면 안쪽으로 뼈가 융기되어 있는 곳의 바로 아래가 유부 혈이다.

59 구미(鳩尾) — 심장병 등을 다스리는 곳

일반적으로 이 경혈은 두통·편두통·인후 질환·심장병 등에 효과가 있다.

그 밖에 신경쇠약·간질 등 정신적 질환, 어린이가 밤에 자지 않고 계속 울 때에, 또한 딸꾹질 증상을 진정시키는 데에도 효과가 있다.

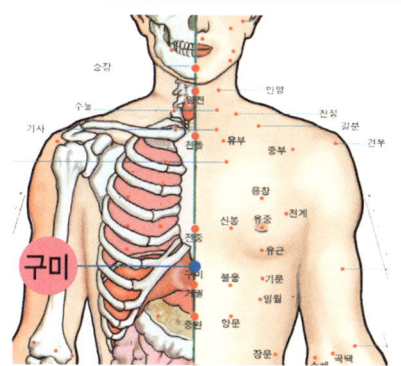

●두통·심장병·불면증 치료법

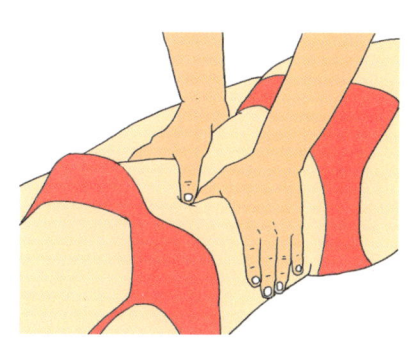

☞ 지압 요령은, 시술자는 환자의 늑골 아래에 양 손바닥을 대고, 명치에 양손의 엄지손가락을 겹쳐 놓은 상태로 지압한다.

참고 이 경혈에 뜸을 뜨면 심장의 힘이 약해지고 건망증이 생긴다. 침 또한 전문가가 아니면 놓기가 어려우므로 일반인은 침과 뜸을 놓지 말 것!

60 불용(不容) — 늑골 등을 지키는 곳

이 경혈은 명치에서 위에 걸쳐 욱신거리는 통증이나 찌르는 듯한 통증, 트림이 나오거나 명치 부분이 쓰리고 아픈 증상, 위가 답답하거나 약한 증상, 만성위염·위산과다 등에 매우 효과가 있다.

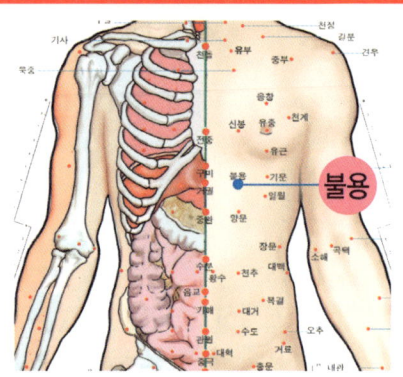

● 위의 모든 증상과 복통을 잠재우는 치료법

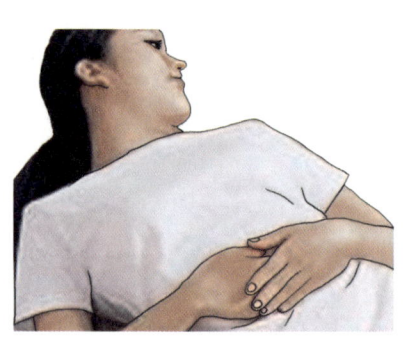

☞ 지압 요령은 바로 누운 환자의 불용 혈에 양손의 엄지손가락을 대고, 환자의 배 옆부분을 잡듯이 하며 지압을 한다.

참고 침은 5푼을 놓고, 뜸은 5장을 뜬다.

61 거궐(巨闕)

심장을 지키는 곳

이 경혈은 심장병이나 위장병에 효과가 있다. 그 밖에 천식 등 호흡기 질환에도 사용되는 경혈이다.

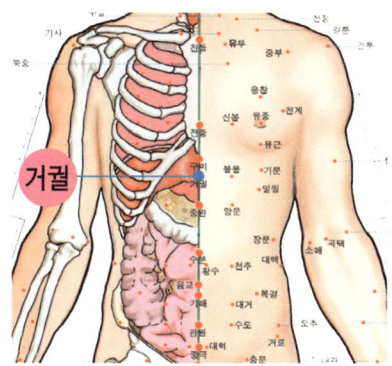

●심장에 관한 병·위장병의 치료법

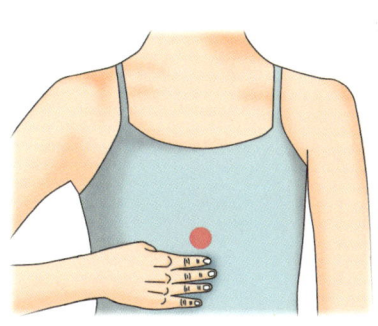

☞ 지압 요령은 똑바로 누운 환자의 배 한가운데에 양손을 겹쳐 놓고 거궐 혈에 지압을 하는데 가운뎃손가락 끝으로 환자의 가슴 속 깊숙이 들어가도록 누르는 것이 요령이다.

참고 만성적으로 명치가 아픈 증상에는 뜸을 뜨는 것이 효과적이다.

62 양문(梁門) — 위 질환이 출입하는 문

이 경혈은 위염이나 위궤양·소화불량·신경성 위염에 의한 위경련, 만성위염·식욕부진 등 위에 관한 여러 가지 증상에 효과가 있다.

위암의 경우에는 이 경혈 부분에 딱딱한 덩어리가 잡히는 것을 느낄 수 있다.

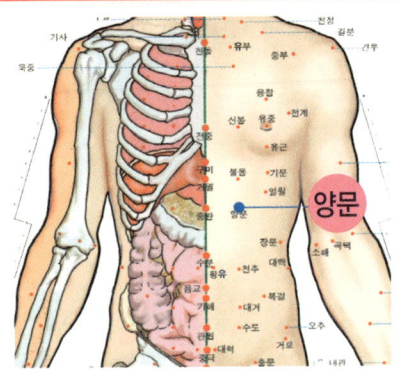

●위에 관한 병의 치료법

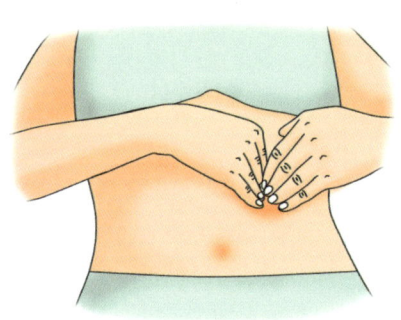

☞ 위궤양 증세가 있을 때 이 경혈을 누르면, 통증을 느끼는 경우가 많다.

참고 침은 8푼을 놓고, 뜸은 5장을 뜬다.

63 중완(中脘) — 밥통을 지키는 경혈

이 경혈은 양문 혈의 증세와 비슷한 증세에 효과가 있다.

그 밖에 당뇨병·간장·담낭 등에도 폭넓게 활용된다.

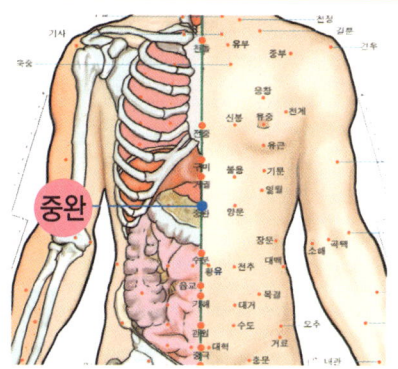

● 위에 관한 모든 병의 치료법

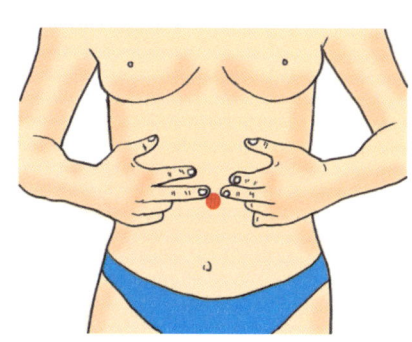

☞ 손가락 끝을 겹쳐 중완 혈을 누르거나 비벼 주면서 손가락을 돌려 주는데, 기분좋게 느껴지는 세기로 2~3분 정도 경혈을 자극한다.

참고 단, 배가 부를 때에는 자극을 피해야 한다. 침은 8푼을 놓고 7번 숨쉴 동안 꽂아 둔다.

64 장문(章門) — 복부의 문을 지키는 경혈

이 경혈은 소화불량이나 구토 등으로 인한 속의 거북함, 두 팔과 두 다리가 나른한 증세, 냉증, 어린이가 우유를 토하는 증세에 효과가 있다.

특히 옆구리 통증, 늑간신경통에 매우 효과가 좋다.

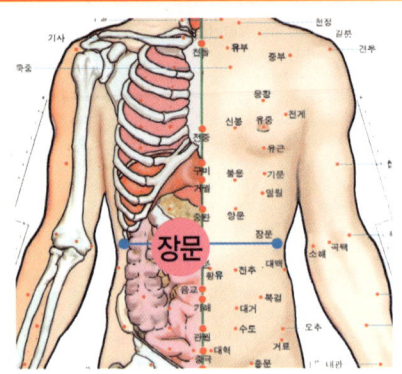

●폭음 후의 통증이나 숙취 치료법

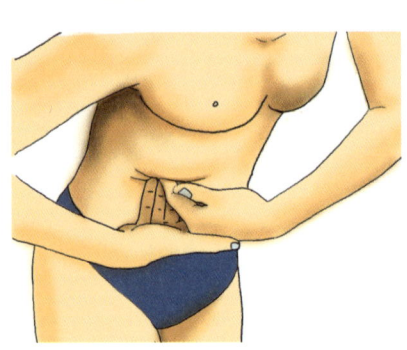

☞ 장문과 일월·기문혈을 동시에 자극을 주고 양손의 집게·가운뎃손가락·약손가락과 새끼손가락을 겹쳐 경혈에 댄 다음 숨을 내쉬면서 20~30회 정도 위쪽으로 천천히 누르면서 비벼 준다.

참고 폭음을 하기 전에 미리 지압을 해 두는 것도 효과가 있다. 침은 6푼을 놓고 뜸은 100장까지 뜬다.

65 일월(日月) — 가슴과 배를 다스리는 곳

이 경혈은 가슴이나 배에 열이 나고 숨을 쉬기가 곤란하거나 호흡불량 등에 효과가 있다.

특히 노이로제나 히스테리, 어디가 어떻게 아픈지 모르면서 아프다고 아우성치거나 딸꾹질 등에 효과를 발휘한다.

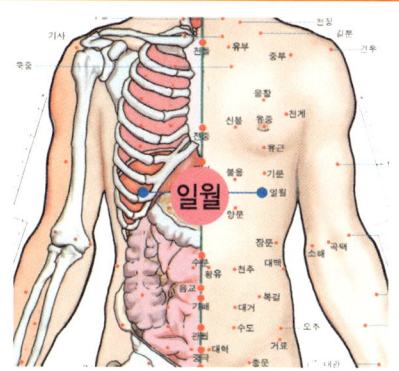

●가슴과 배의 발열·숨쉬기 곤란할 때의 치료법

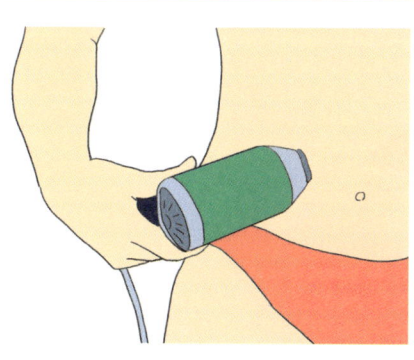

☞ 장문과 일월·기문혈을 동시에 자극을 주고 양손의 손가락을 모아 경혈에 댄 다음 숨을 내쉬면서 20~30회 정도 위쪽으로 천천히 누르면서 비벼 준다.

참고 그 밖에 이 3가지 경혈 근처를 중국 뜸이나 드라이어 등으로 따뜻하게 해 주는 것도 좋다

66 기문(期門) — 몸의 기능을 연결하는 문

이 경혈은 월경불순, 자궁내막증 등 부인과 계통의 질환을 비롯해 설사가 심하거나 배가 단단해지면서 당길 경우 등에 효과가 있다.

또한 간장병 등의 경우에는 이 기문 혈을 누르면 아프지만 증상을 완화시킨다.

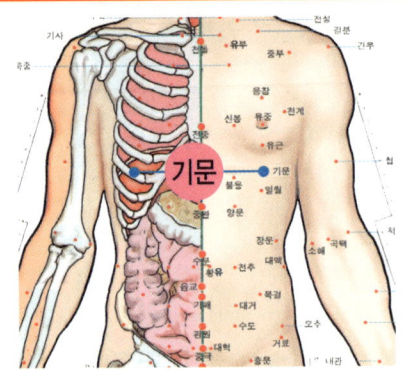

●부인과 계통 질환·설사병의 치료법

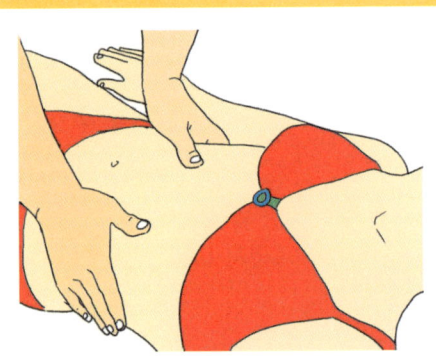

☞지압 요령은 장문·일월 혈과 비슷하게 지압한다.

참고 술은 "모든 약 중에 으뜸"이라고 말하지만 너무 마시면 독이 된다. 그래서 폭음과 숙취에는 장문·일월·기문 혈이라고 말할 수 있겠다.

67 대맥(帶脈) — 복부를 지키는 경혈

이 경혈은 허리나 등의 통증이 배로 이어져서 걸을 수 없거나 장이 울리고 설사를 하며, 소변이 잘 나오지 않는 증상에 효과가 있다.

그 밖에 부인병의 특효 경혈로, 뛰어난 효과를 발휘한다.

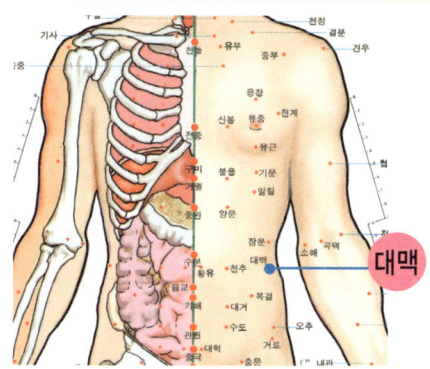

●배의 통증 · 설사병 · 부인병의 치료법

☞ 지압 요령은 장문혈과 비슷하다.

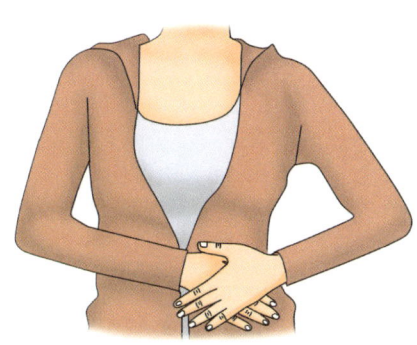

참고 침은 6푼을 놓고, 뜸은 5장을 뜬다.

68 거료(居髎) 하복부 통증을 없애는 곳

이 경혈은 피곤해 무릎이 아프고, 다리가 나른하며, 발에 쥐가 나거나 저리는 증상에 효과가 있다.

그 밖에 요통·하복부 통증 치료에 흔히 사용된다.

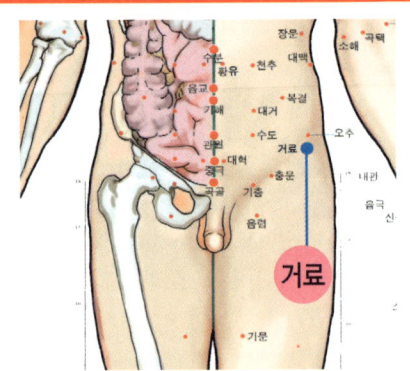

●다리의 각종 증상·좌골신경통의 치료법

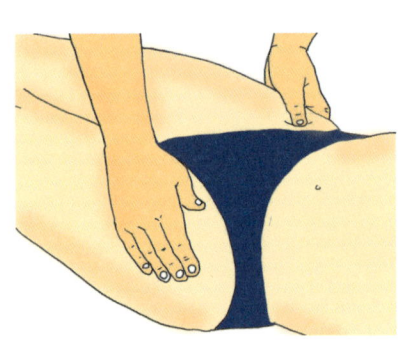

☞시술자는 환자 옆에 무릎을 대고 상체를 앞으로 내밀어 좌우의 경혈을 동시에 양손으로 지압한다. 그리고 이 경혈 위치에서 다리 쪽을 향해 천천히 쓰다듬어 마무리를 한다.

참고 침은 8푼을 놓고 뜸은 3장을 뜬다.

69 오추(五樞) — 하복부 등을 다스는 곳

이 경혈은 한기가 있어 아랫배가 당기는 증상에 매우 효과가 있으며, 또 남성의 생식기 질환이나 부인과 계통의 질환에도 효험이 있다.

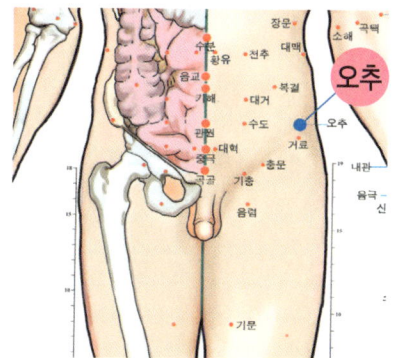

●아랫배가 당길 때 · 허리 신경통 치료법

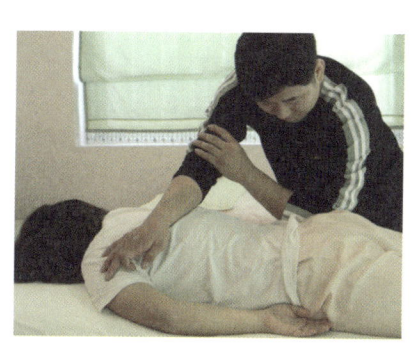

☞ 지압 요령은 환자를 바로 눕게 하고 양손의 엄지손가락으로 좌우의 오추 혈을 동시에 누른다.

참고 침은 1치를 놓고 뜸은 5장을 뜬다.

70 수분(水分) — 설사 등을 다스리는 곳

이 경혈은 복통이나 식욕이 없고 위와 장이 차가운 증상 등에 효과가 있다.

그 밖에 위장병·묽은 설사·부종·야뇨증 등에 효과가 있으며, 설사인 경우에 이 수분 혈을 누르면 통증을 느낀다.

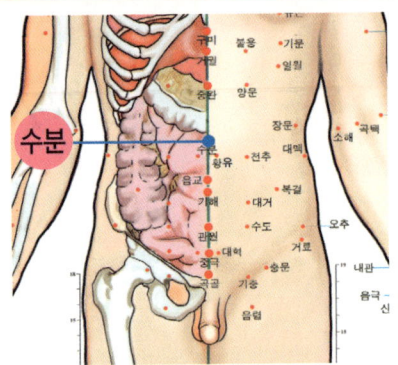

● 복통·가슴의 답답함·식욕부진의 치료법

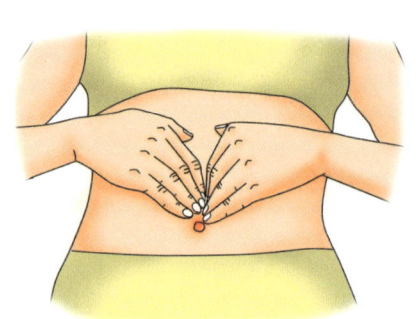

☞ 지압 요령은, 시술자는 집게손가락과 가운뎃손가락을 가지런히 수분 혈에 놓고 환자의 하복부 지방이 가볍게 들어갈 정도로 누른다.

참고 수분 과다에 의한 부종이나 신장병에는 이 수분 혈에 뜸을 뜨는 것도 효과적이다.

71 천추(天樞)

소화기계를 다스리는 곳

이 경혈은 소화기 계통의 질환이나 전반에 걸쳐 넓게 효과가 있으며, 특히 구역질이나 구토를 동반하는 만성위염이나 설사에 효과가 있다.

또, 자궁·난소나 호흡기 계통·신경 계통 질환에 효과가 있다.

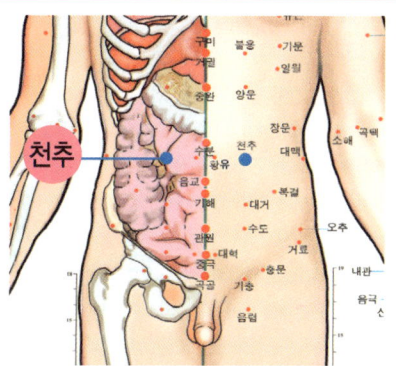

● 소화기계와 비뇨기계의 치료법

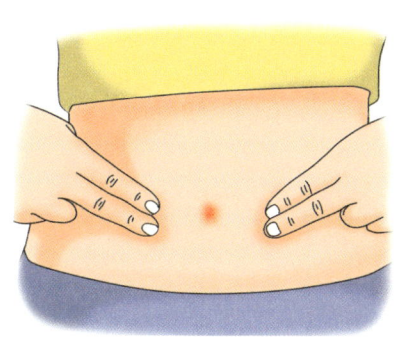

☞ 지압 요령은, 양손의 집게손가락과 가운뎃손가락·약손가락을 가지런히 좌우의 천추 혈에 대고 동시에 복부 지방을 가볍게 찌르는 정도로 지압을 한다.

참고 이 때 환자가 자주 소변을 보거나 많은 양의 소변을 볼 경우에는 천추 혈 근처에 있는 수분·수도 혈도 함께 지압하면 더 한층 좋아진다.

72 황유(肓兪) — 설사 등을 다스리는 곳

이 경혈은 가슴 통증이나 황달·세균성 설사·복통·트림·위 십이지장궤양 등에 효과가 있다.

특히 남성 쪽의 이상으로 아이가 생기지 않는 경우에도 효과가 있다.

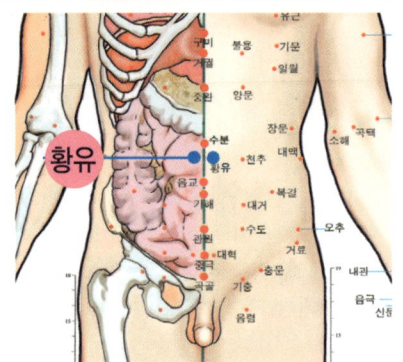

●가슴 통증·명치 통증·세균성 설사 치료법

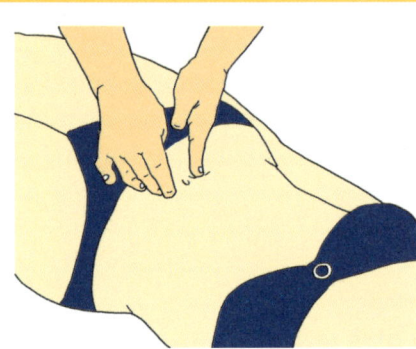

☞지압 요령은, 양쪽 손가락을 세워 집게손가락과 가운뎃손가락을 중심으로 황유 혈을 지압한다. 이런 복부의 지압은 배의 지방이 약간 들어갈 정도로 실시하되 너무 힘을 가하지 않도록 주의해야 한다.

참고 황유 혈은 배꼽의 좌우 양쪽으로 손가락 한 마디만큼 떨어진 곳에 있다.

73 관원(關元)

원기를 다스리는 경혈

이 경혈은 매우 응용 범위가 넓어 남녀 성기 질환이나 위장병·원형 탈모증 등의 치료에 응용된다.

그 밖에 정력 감퇴, 너무 말랐거나 살찐 경우, 고혈압·불면증·냉증, 또한 여드름·두드러기 등의 피부 증상 치료에도 이용된다.

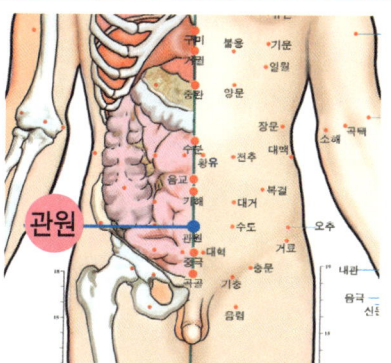

● 위장 장애·정력 감퇴·피부 증상 치료법

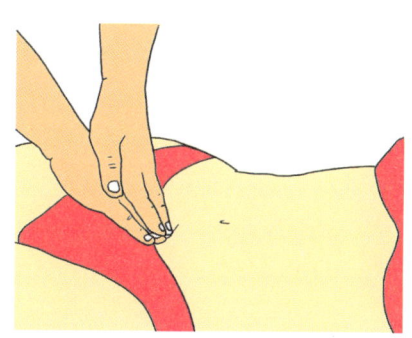

☞지압 요령은, 환자의 하복부에 손끝을 가지런하게 양손을 겹쳐 복부 지방이 가볍게 들어갈 정도로 부드럽게 지압한다.

참고 침은 2치를 놓고, 월경이 늦어질 경우에는 뜸을 하루에 30~300장까지 뜰 수 있다.

74 중극(中極) — 생식기 등을 다스리는 곳

이 경혈은 생식기 계통이나 비뇨기 계통에 효과가 있다.

그 밖에 좌골 신경통·류머티즘·복막염 등에도 효과가 있다.

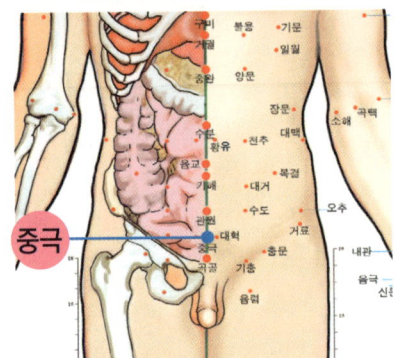

중극

●생식기나 비뇨기계의 병 치료법

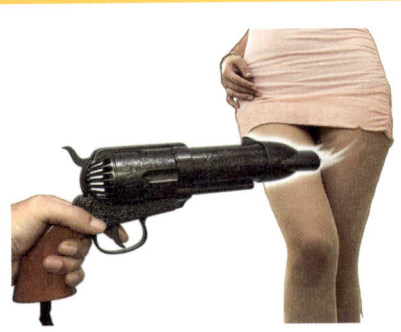

☞지압 요령은, 손 대신 드라이어로 2~3분간 중극을 따뜻하게 해 주면서 재감염 예방 차원에서 꼬리뼈 근처도 함께 따뜻하게 해 주면 한층 더 효과가 좋다.

참고 방광염은 한번 걸리면 습관성이 되기 쉽고, 만성화되면 치료가 쉽지 않으므로, 방광과 세균 침입 경로인 요도의 저항력을 길러 주는 중극 혈을 튼튼하게 만들어야 한다.

75 기해(氣海)

기를 바다처럼 모으는 곳

이 경혈은 기(氣)를 모으는 곳으로서 기에 관한 모든 질환에 효과가 있다.

그 외에도 신경성 위염이나 위 질환 등 소화기 질환에도 효과가 있다.

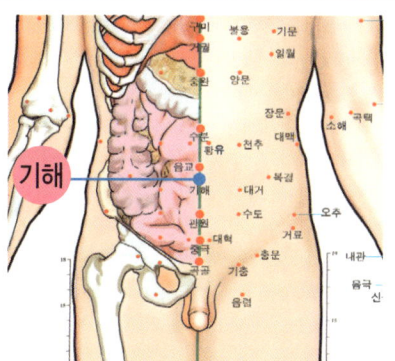

● 신경과민 · 우울증 · 각종 부인병 치료법

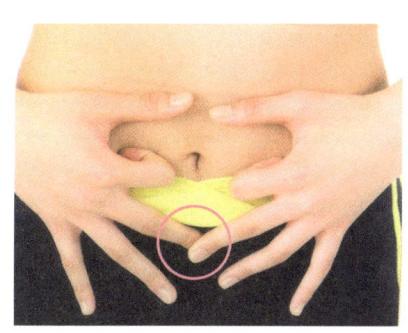

☞ 가운뎃손가락을 겹쳐(오른손이 아래로) 기해에 대고 30회 정도 천천히 누르면서 주물러 주거나 손가락을 돌려 주는데, 이 때는 너무 세게 지압하지 말고 기분좋을 정도로 눌러 준다.

참고 의욕은 있는데 심신이 말을 안 들을 때는 기해 혈을 마사지하면 의욕이 되살아난다. 그렇다고 여기에 너무 의지하지 말고 충분한 휴식을 취하는 것을 잊어버리면 안 된다.

76 복결(服結)

복통 등을 경감시키는 곳

이 경혈은 일반적으로 설사나 복통의 증상을 경감시킨다.

그 외에 변비나 옆구리 통증·하복부 신경통, 황달 등에도 매우 효과가 있다.

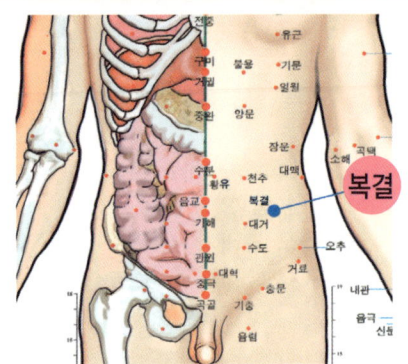

●설사나 복통을 완화시키는 치료법

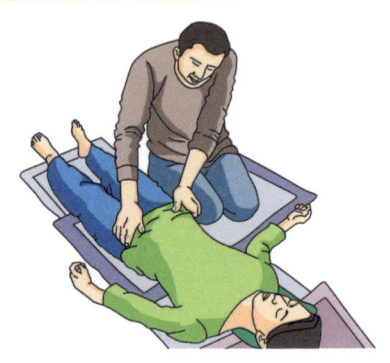

☞지압 요령은 대맥혈과 비슷하고, 조금 다른 점은 이 경혈을 누르면 가로선상의 줄기가 느껴진다는 것이다.

참고 침은 7푼을 놓고, 뜸은 5장을 뜬다.

77 대거(大巨) — 아랫배의 중요한 경혈

이 경혈은 남녀 어느 쪽이나 불임 치료에 효과가 있으며, 특히 류머티즘이나 좌골신경통 등 하체의 병 치료에는 빠지지 않는다.

그 밖에 당뇨병·만성위염·과민성증후군, 만성적인 설사·변비, 불면증·반신불수·월경곤란증 등에 효과가 있다.

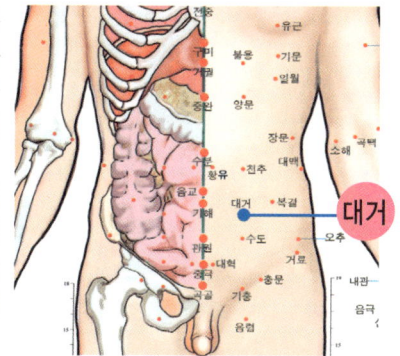

●만성적인 설사·변비 치료법

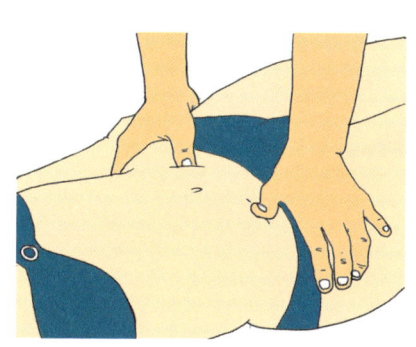

☞혼자 지압을 할 때에는 집게손가락과 가운뎃손가락을 좌우의 대거 혈에 대고, 아프지만 기분좋다고 느낄 정도의 세기로 2~3분간 눌러 문지른다.

참고 치료를 받을 때는 시술자는 엄지손가락으로 좌우의 대거 혈을 동시에 지압한다. 이 때 힘을 너무 세게 가하지 않도록 주의해야 한다.

78 대혁(大赫)

음경이 붉게 커지는 경혈

이 경혈점은 마사지·뜸·지압 중에서 어느 것으로 치료하든 만족한 효과를 얻는다.

남성의 음경이 빨갛게 되고 커지는 경우, 남성의 임포텐츠나 조루, 여성의 불감증에 효과가 있다.

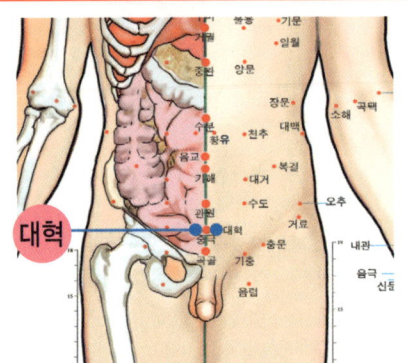

●남성의 조루·여성의 불감증 치료법

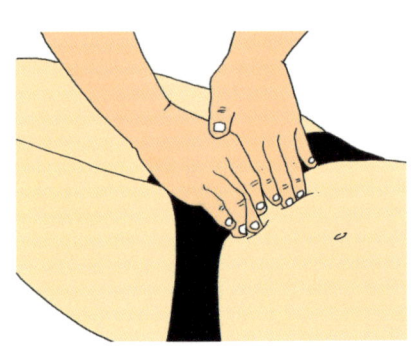

☞지압 요령은 집게손가락과 가운뎃손가락·약손가락을 대혁 혈에 가지런히 놓고, 하복부의 지방이 들어갈 정도로 하되 환자와 호흡을 맞춰 천천히 지압을 한다.

참고 그리고 지압을 할 때, 약 15~20초간 눌렀다가 천천히 떼는 게 좋고, 반복해 지압하면 발기력이 높아진다. 침은 3푼을 놓고, 뜸은 5장을 뜬다.

79 곡골(曲骨) — 하복부 등을 다스리는 곳

이 경혈은 하복부의 당김·산후의 대하·월경불순·냉증에 의해 생기는 증상을 완화시킨다. 또, 요도염·방광염·야뇨증·만성위염 등에도 효과가 있다.

특히 부인과 계통의 질환에 매우 효과적으로 잘 듣는다.

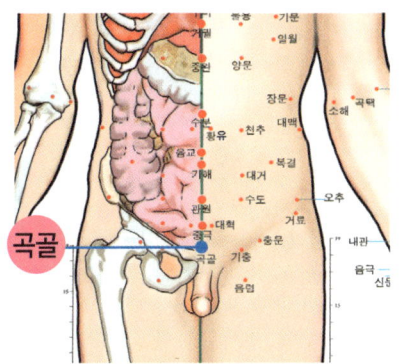

곡골

●배가 당길 때·월경불순·냉증 치료법

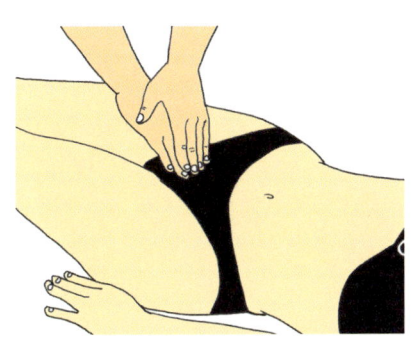

☞ 환자의 하복부에 양손을 겹쳐 놓고 곡골혈을 지압하면 소화기능을 조절하는 데 효과를 본다.

참고 침은 2치를 놓고, 뜸은 5장을 뜬다.

80 수도(水道) — 하복부를 다스리는 길

이 경혈은 변이 잘 나오지 않고 하복부가 당기는 장 질환이나 소변이 잘 나오지 않고 통증을 느끼는 요도염·방광염 등, 하복부의 여러 가지 병에 매우 효과적이다.

또한, 당뇨병·신장병의 증상을 완화시킨다.

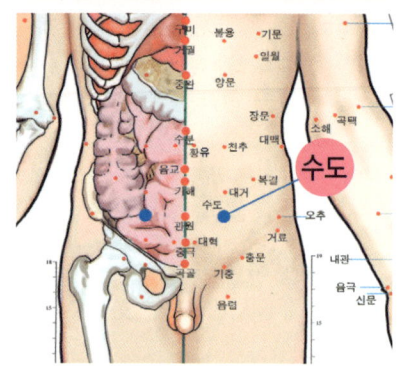

● 요도염 · 방광염 · 전립선비대증 치료법

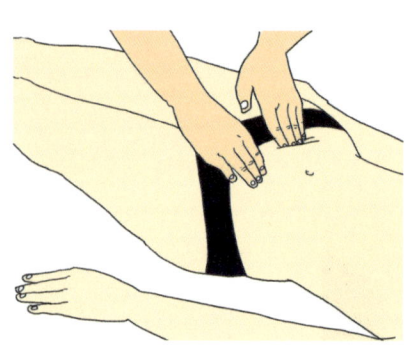

☞ 지압 요령은, 시술자는 집게손가락과 가운뎃손가락 가지런히 수도 혈에 놓고 환자의 하복부 지방이 가볍게 들어갈 정도로 누른다.

참고 침은 2치 5푼을 놓고, 뜸은 5장을 뜬다.

81 음교(陰交) - 하복부 질환을 다스리는 곳

이 경혈은 하복부가 냉해서 아프거나 산후에도 여성 대하가 멈추지 않는 증상에 효과가 있다.

또한 신장염·복막염·만성적 설사·월경불순·좌골신경통 등에도 효과가 있다.

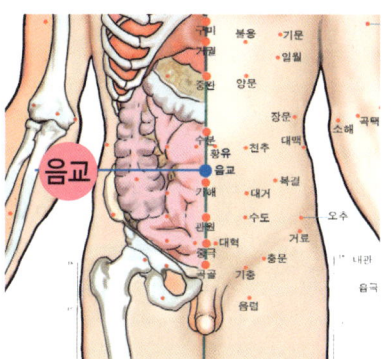

● 여성의 대하·자궁부정출혈 치료법

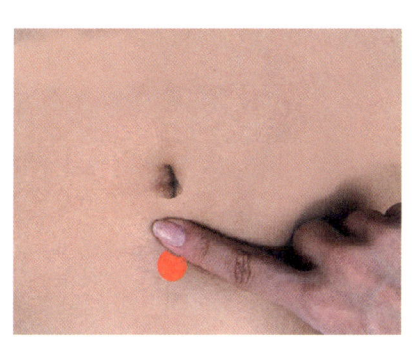

☞ 지압 요령은, 관원혈·중극 혈과 비슷하다.

참고 침은 8푼을 놓고, 침에 느낌이 오면 곧 뽑고, 뜸은 100장까지 뜬다.

82 기충(氣衝)

맥박을 다스리는 경혈

이 경혈은 일반적으로 남녀의 생식기와 연관된 질병에 효과가 있다.

특히 배가 당기거나 복부에 열이 있어서 생기는 통증이나 음낭의 부종, 음낭이 아픈 증상 등에 효과가 있다. 난산일 경우에도 이 경혈을 사용하면 효과가 좋다.

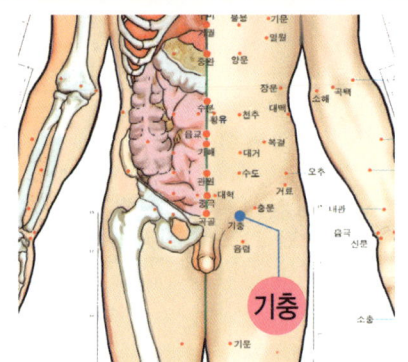

●남녀의 생식기와 관련된 병 치료법

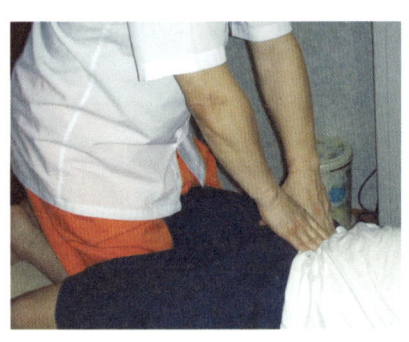

☞지압 요령은 손가락을 가지런히 놓고 기충혈을 몇 초 정도는 꽉 누르고 있다가 잠시 후에 떼는 동작을 반복한다.

참고 이어 충문 혈과 함께 지압을 하면 더욱 효과적이며, 뜸은 7장을 뜨고, 침은 놓지 말아야 한다.

등의 경혈

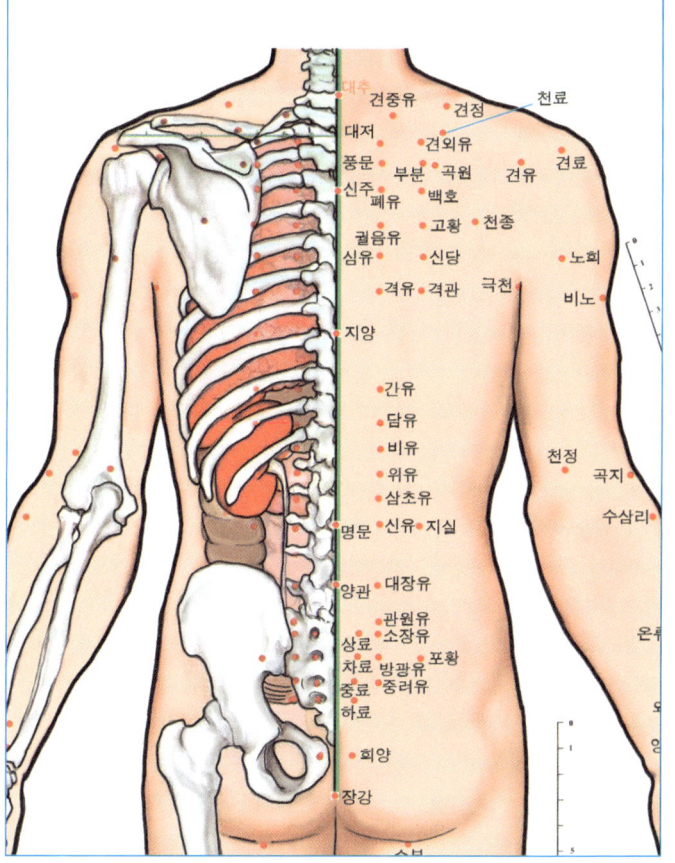

경혈 지압 도감 97

83 풍문(風門)

감기가 들어가는 문

이 경혈은 호흡 곤란이나 가슴과 등의 극심한 통증, 머리 뒤쪽의 뻐근함, 구토·현기증·심한 두통 등에 효과가 있다.

이 곳은 감기 초기 치료에 빠져서는 안 되는 경혈이므로 평소에 이 곳을 자주 지압하면 감기 예방에 도움이 된다.

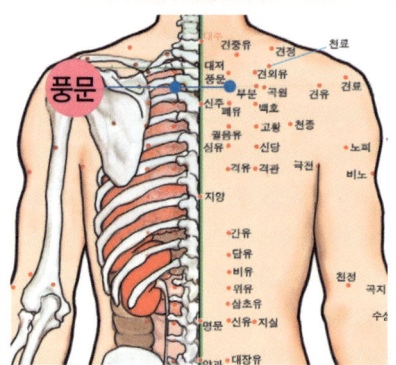

●감기를 미리 예방하는 치료법

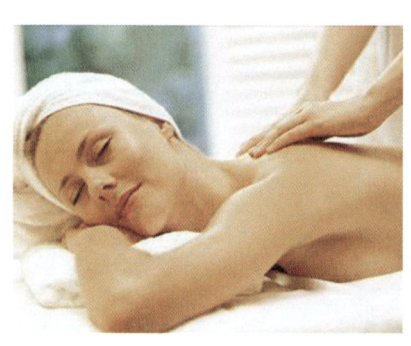

☞지압 요령은, 시술자는 환자의 등에 양손을 대고 엄지손가락으로 좌우의 풍문 혈을 동시에 눌러 준다.

참고 풍문·풍지·풍부 혈을 함께 지압하면 감기에 좋을 뿐만 아니라, 평소에도 지압을 하면 감기를 사전에 잡을 수 있어 건강한 생활을 할 수 있다.

84 폐유 (肺兪)

폐를 다스리는 경혈

이 경혈은 호흡기 질환에 보다 효과가 좋다. 특히, 기관지 천식·감기 증상이나 폐결핵에 효과가 있다.

또한 이 폐유는 뜸을 뜨는 것도 좋지만 그보다는 세게 자극을 하면 할수록 효과가 증대되는 것이 특징이다.

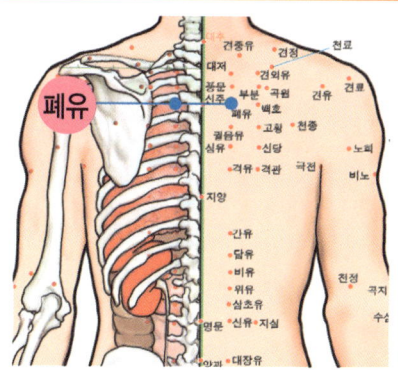

● 만성기관지염·폐결핵 치료법

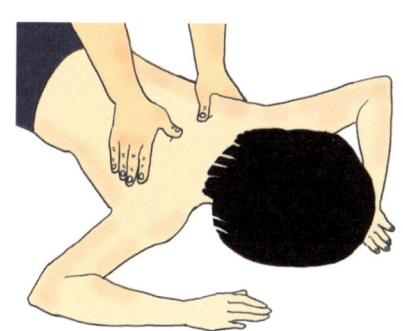

☞ 지압 요령은, 시술자는 환자의 등에 양손을 대고 엄지손가락으로 좌우의 폐유 혈을 동시에 누른다. 이 때 천천히 꼼꼼하게 누르는 것이 좋다.

참고 이 경혈은 뜸을 뜨는 것도 좋지만, 그보다 더 좋은 것은 강하게 지압하면 할수록 효과가 증대된다는 점이다.

85 심유(心兪) — 심장 등을 다스리는 곳

이 경혈은 상반신이 상기되고 하반신이 차가운 증상이나 초조하고 등에서 가슴에 걸친 통증 등에 효과가 있다.

그 밖에 히스테리·위장병·만성기관지염·야뇨증 등의 치료에도 잘 통한다.

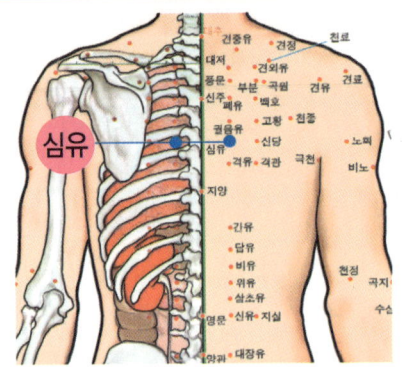

●가슴 쪽의 전반적인 증상 치료법

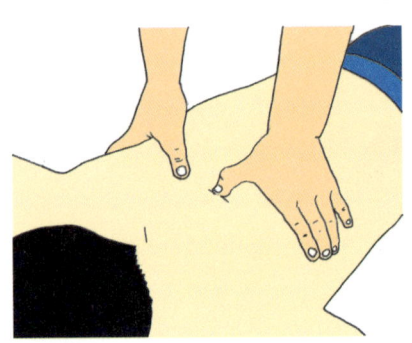

☞환자를 엎드리게 하고 시술자는 그 옆구리에 무릎을 대고 앉아 양손 엄지손가락으로 좌우의 경혈을 동시에 눌러 준다.

이 때 견정·간유·신유 혈과 함께 지압하면 효과적이다.

참고 침은 3푼을 놓고, 7번 숨쉴 동안 꽂아 두고, 침에 느낌이 오면 뺀다. 단 뜸은 뜨지 말아야 한다.

86 대저(大杼)

골수 등을 다스리는 경혈

이 경혈은 어깨나 등의 근육에 경련이 생기는 증상, 어린이 경련 등의 증상에 매우 효과가 있다.

그 밖에 두통·오한·피로, 기침이나 담·현기증·복통, 가슴이 답답한 증상 등에 효과가 있다.

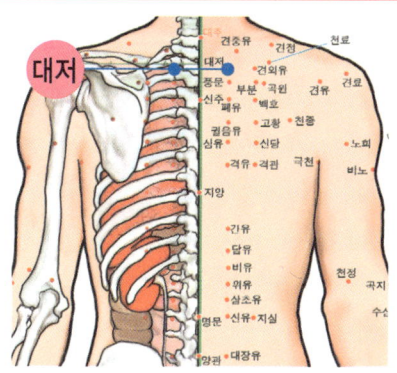

●어깨나 등 근육의 통증 치료법

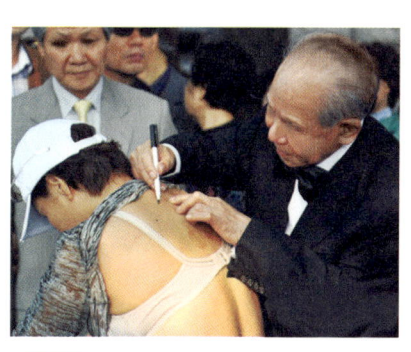

☞지압 요령은 풍문혈과 비슷하며, 침은 5푼을 놓고, 뜸은 7장을 뜬다.

참고 그러나, 대저 혈에는 뜸은 뜨면 안 된다는 말도 있다.

87 신주(身柱)

몸의 대들보 경혈

이 경혈은 모여 있는 나쁜 기운을 제거하는 곳으로서, 어린이의 체력을 보강하고 몸을 튼튼하게 만든다.

또한 신경성 히스테리나 기관지염·원형탈모 등에도 효과가 탁월하며, 특히 뜸을 뜨면 매우 효과가 좋다.

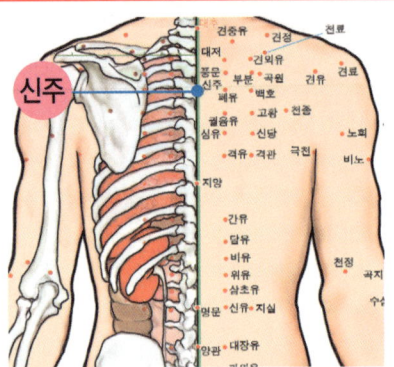

●몸에 활력을 불어넣는 치료법

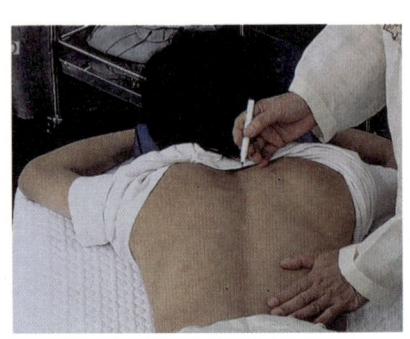

☞양손의 엄지손가락으로 신주 혈을 가볍게 주무르듯이 누르며, 어린이를 치료할 때에는 부드럽게 지압하고, 뜸은 뜨겁지 않게 해야 한다.

참고 침은 5푼을 놓고, 뜸은 5장을 뜬다.

88 부분(附分) — 몸의 기능에 관계된 경혈

이 경혈은 어깨에서 등에 걸친 결림이나 통증, 감기에 의한 몸의 피로, 팔 앞쪽에서 팔꿈치에 걸친 마비에 효과가 있다.

특히 척추가 굳어지는 강직성 척추염에 효과가 좋다.

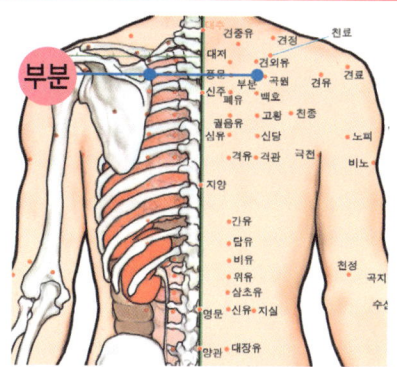

●어깨에서 등에 걸친 결림·통증 치료법

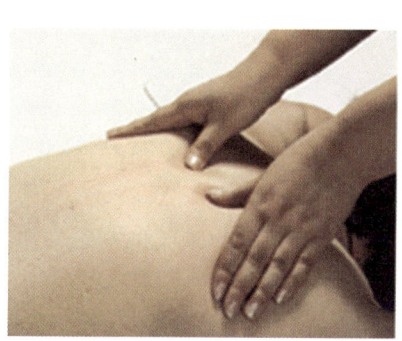

☞지압 요령은, 부분혈 주위에 있는 고황혈과 비슷하다.

참고 침은 5푼을 놓고, 침에 느낌이 오면 뺀다. 뜸은 하루에 7장씩 100장까지 뜰 수 있다.

89 백호(魄戶) — 폐 질환이 출입하는 경혈

이 경혈은 기침이나 발이 차갑거나 팔꿈치의 통증, 과로에서 오는 심신쇠약 등의 증상에 효과가 있으며, 폐결핵·천식, 기관지염 등에도 효과가 좋다.

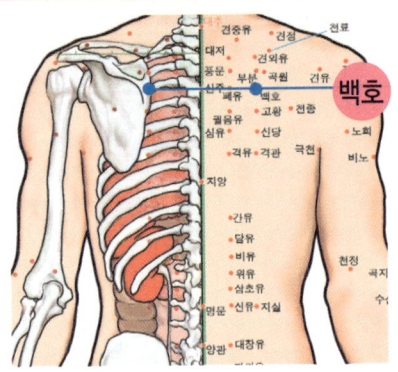

● 기침·폐결핵·기관지염 치료법

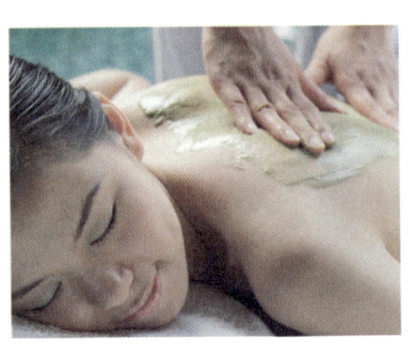

☞ 지압 요령은 부분 혈·폐유 혈 등 주위의 경혈과 비슷하다.

참고 침은 5푼을 놓고 뜸은 5장을 뜨는데, 7장씩 100장까지 뜰 수 있다.

90 궐음유(厥陰兪) — 냉증 퇴치 경혈

이 경혈은 늑간 신경통이나 심장병·호흡기 질환 등에 효과가 있다.

특히 혈액 순환이 나빠 냉한 체질인 사람은 이 궐음유 혈을 정성껏 마사지하면 증상을 진정시키고 편안해진다.

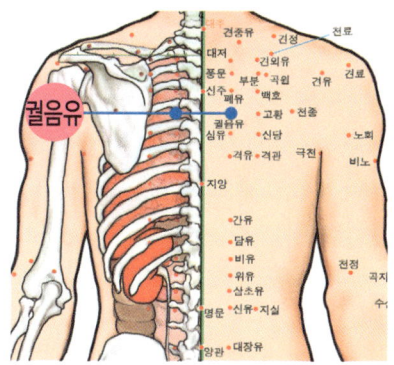

● 늑간신경통 · 심장병 · 호흡기 질환 치료법

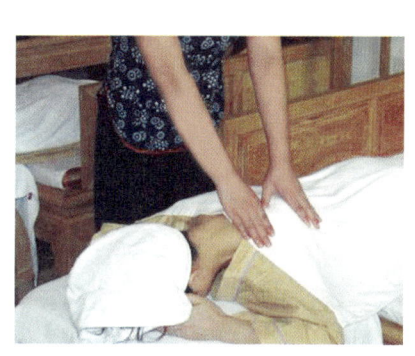

☞ 지압 요령은, 시술자는 환자를 엎드리게 한 다음 궐음유 혈을 엄지 손가락으로 약간의 힘을 가해 문지르듯이 누른다.

참고 저혈압 치료에는 이 궐음유 혈에서 신유 혈까지가 효과적이므로 정성을 다해 지압을 하면 증상이 개선된다. 침은 3푼을 놓고, 뜸은 7장을 뜬다.

91 고황(膏肓)

난치병을 다스리는 경혈

이 경혈은 팔이나 어깨에서 등으로 이어지는 통증과 두근거림이나 숨이 차는 증상, 기침·담·가슴의 통증, 특히 어깨 결림이나 오십견에 효과가 좋다.

또한 침혈을 정확하게 잡고 뜸을 뜨면 낫지 않는 병이 없다고 한다.

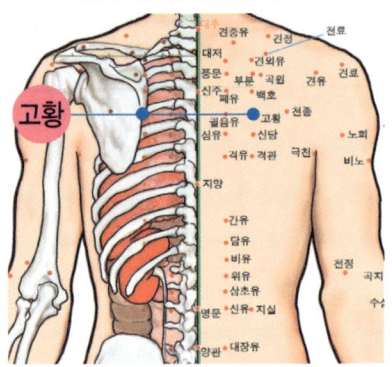

● 어깨결림 · 오십견 치료법

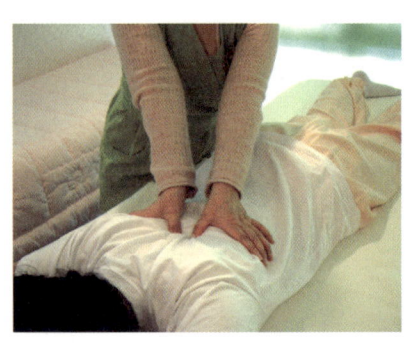

☞ 반대쪽 손의 중지를 사용해 강하게 눌러 준다. 혼자 힘으로도 지압이 가능한 경혈이다. 특히, 천금방에 고황·삼리·용천, 이 3개 침혈은 치료하지 못하는 병이 없다 했다.

참고 오십견은, 어깨 관절을 둘러싸고 있는 관절막들이 퇴행성 변화를 일으키면서 염증을 유발하는 질병이다. 뜸은 100~500장까지 뜰 수 있다.

92 신당(神堂)

심장에 머무는 경혈

이 경혈은 가슴 옆이나 등에 심한 통증이 있거나 오한, 가슴에서 배에 걸친 통증, 호흡곤란 등에 효과가 있다.

또한 기관지염·천식·심장병, 오십견 등에도 효과가 좋다.

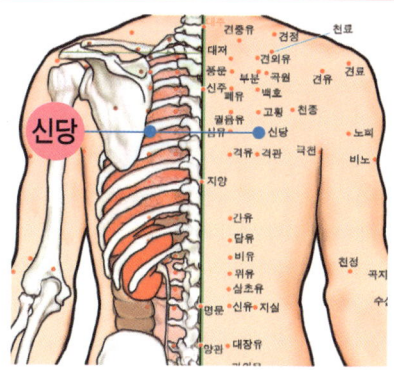

● 가슴의 답답함을 완화시키는 치료법

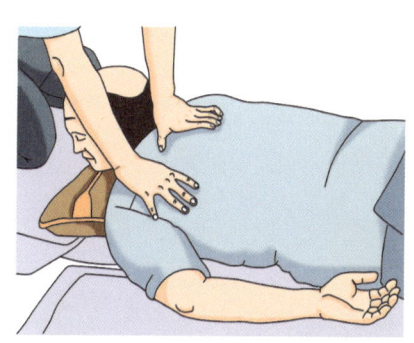

☞지압 요령은 환자의 등에 양손을 대고 엄지손가락으로 좌우의 신당 혈을 동시에 살며시 10초 정도 계속 누른다.

참고 침은 3푼을 놓고, 뜸은 5장을 뜬다.

93 격유(膈兪) — 횡격막을 다스리는 경혈

이 경혈은 늑골에서 옆구리에 걸친 통증이나 횡격막의 경련 등에 효과가 있다.

특히, 이 격유 혈은 혈액 질환의 특효 경혈이므로 심장 질환에도 이용되고 있다.

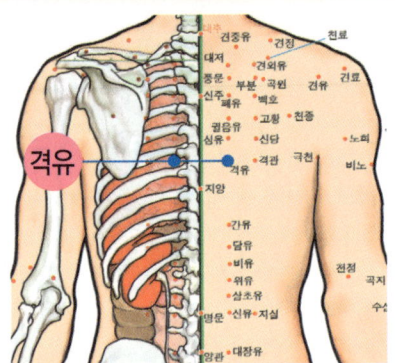

●각혈·토혈·심장 질환 치료법

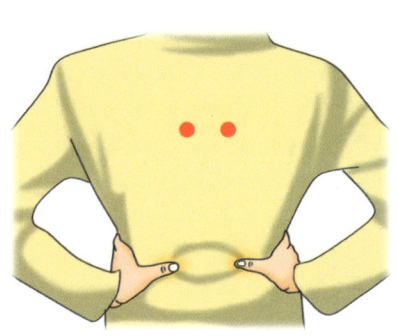

☞지압 요령은, 시술자는 환자의 등에 양 손바닥을 대고 좌우의 격유 혈을 엄지손가락으로 동시에 약간의 힘을 가해 누른다.

참고 침은 3푼을 놓고, 7번 숨쉴 동안 꽂아 두며, 뜸은 3장을 뜬다.

94 격관(膈關) — 횡경막을 보호하는 경혈

이 경혈은 불면증이나 구역질·딸꾹질, 음식물이 메이는 증상을 완화시키는 작용을 한다.

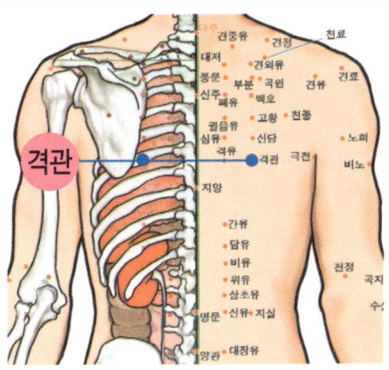

●불면증·구역질·딸국질 치료법

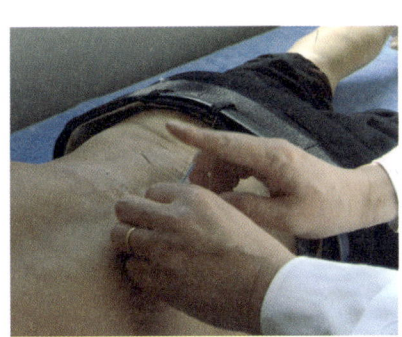

☞ 지압 요령은 격유혈과 비슷하다.

참고 침은 5푼을 놓고, 뜸은 5장을 뜬다.

95 간유(肝兪) 간장병을 다스리는 경혈

이 경혈은 간장병의 원인이 되는 나쁜 기운이 흘러 들어가는 곳이지만, 간유 혈이 이 곳에서 간 기능장애 등을 치료한다.

그 밖에 흉막염·요통·신경쇠약·중풍·당뇨병·구내염 등에도 효과를 발휘하므로, 응용범위가 매우 넓다.

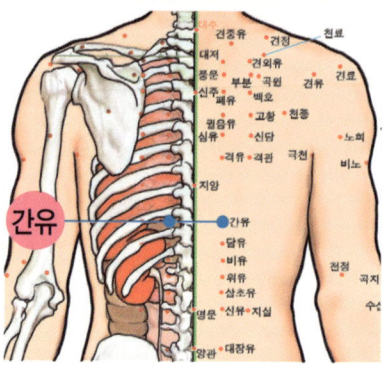

●간염·간기능 장애·담석증·담낭염 치료법

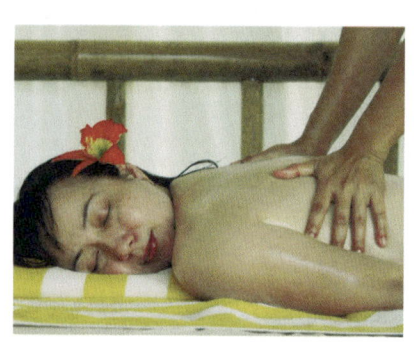

☞ 지압 요령은 환자의 등에 양 손바닥을 대고 좌우의 간유 혈을 동시에 엄지손가락으로 약간의 힘을 가해 누른다.

참고 간장에는 외부에서 침범한 독을 정화하는 기능이 있기 때문에 간장의 위치에 있는 이 간유 혈은 해독의 특효 경혈로 잘 알려져 있다.

96 지양(至陽) — 위염 등을 다스리는 경혈

이 경혈은 위염·위산과다증 등에 효과가 있고, 또 히스테리 신경증상이나 허리·등·가슴 등의 통증·사지마비, 기관지염·황달 등에도 자주 사용되고 있다.

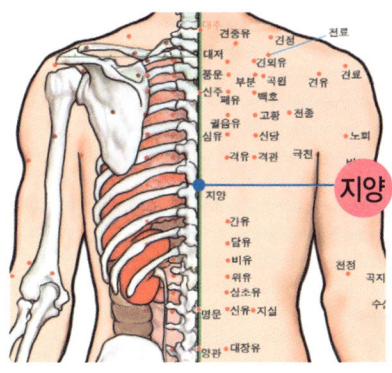

● 소화기계 질환 치료법

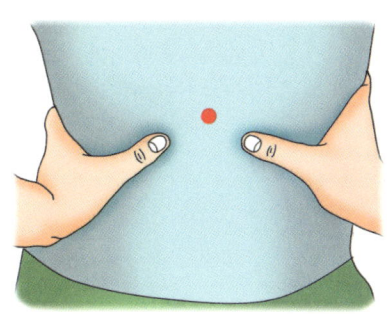

☞ 지압 요령은 격유혈과 비슷하다.

참고 침은 5푼을 놓고, 뜸은 3장을 뜬다.

97 담유(膽兪)

담을 다스리는 경혈

담을 제거하는 임무를 맡고 있는 이 경혈은 가슴과 옆구리의 통증, 두통·오한, 목의 통증·결핵, 명치 끝의 통증 등에 효과가 있다.

특히 만성담낭염·담석증에 이 경혈에 침이나 뜸을 뜨면 더욱 효과적이다.

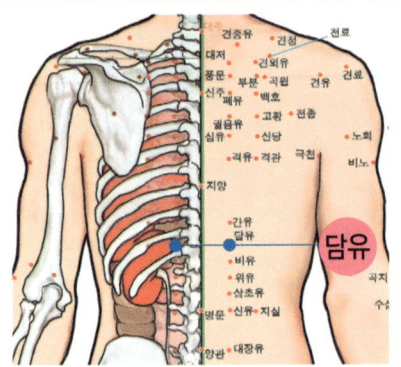

●가슴 통증·소화불량·트림 등의 치료법

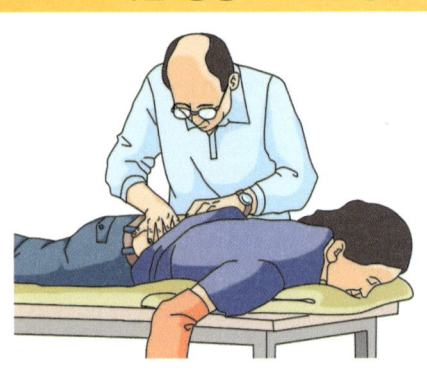

☞지압 요령은, 환자의 등에 양 손바닥을 대고 엄지손가락으로 좌우의 담유 혈을 동시에 누른다.

참고 간담상조(肝膽相照)의 고사성어처럼 간장과 담낭은 서로 상부상조하며 기능을 유지하듯이 간유 혈과 담유 혈은 같은 효과가 있다.

98 비유(脾兪) — 비장 등을 다스리는 경혈

이 경혈은 비장에 들어오는 나쁜 기운을 막는 게 주된 임무로 비장·췌장 치료에 효과가 있다.

그 밖에 어깨에서 등에 걸친 결림이나 통증, 팔 앞쪽에서 팔꿈치에 걸친 마비에도 효과가 있다. 특히 척추가 굳어지는 척추염에도 효과가 좋다.

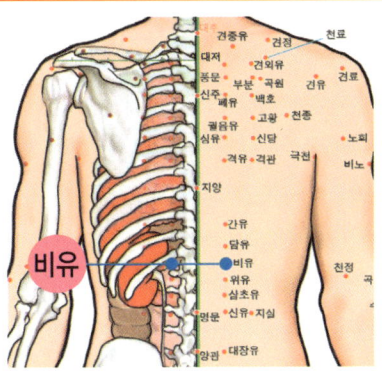

●당뇨병 치료법

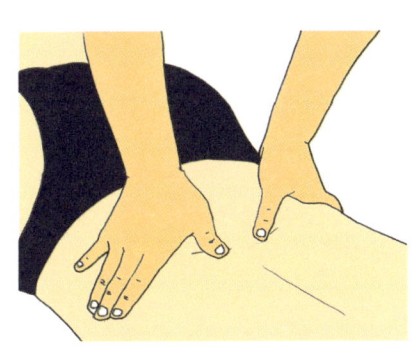

☞양손으로 환자의 등에 손바닥을 대고, 좌우의 비유 혈을 엄지손가락으로 약간의 힘을 가해 누른다. 바로 아래의 위유 혈도 함께 지압하면 더욱 효과를 볼 수 있다.

참고 여기서 비장은 췌장도 가르킨다. 췌장은 인슐린을 분비하기 때문에 당뇨병 환자에게는 비유 혈을 자주 지압하기를 권한다.

99 위유(胃兪) 위의 내장을 다스리는 경혈

이 경혈은 소화기계 질환에 효과가 있어 만성 위염·급성위염 등에 잘 듣고 구역질이나 구토, 유아가 우유를 토하는 증상 등에 효과가 있다.

특히 당뇨병이나 히스테리 증상·치료에도 이용되며 효과를 본다.

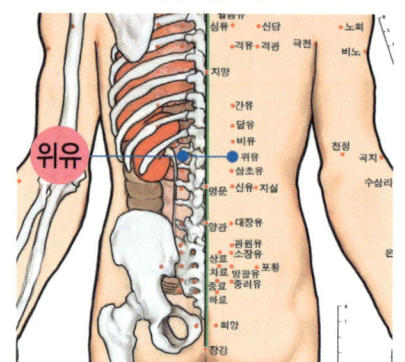

●당뇨병·소화기계의 질환 치료법

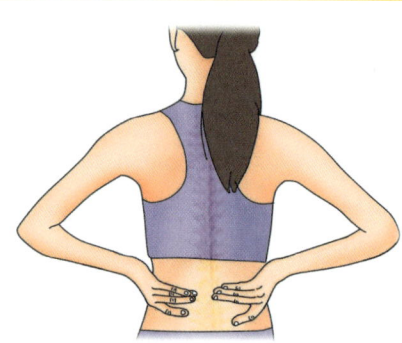

☞지압 요령은, 시술자는 환자의 등에 양 손바닥을 대고 좌우의 위유 혈을 엄지손가락으로 약간의 힘을 가해 동시에 누른다.

참고 위유 혈은 담유 혈과 함께 〈위(胃)의 6뜸〉으로 불리는데, 뜸을 자주 뜨는 것이 위장을 튼튼하게 만든다. 치질 치료에도 유효한 경혈이다.

100 삼초유(三焦兪) 혈액 순환을 조절하는 곳

이 경혈은 허리에서 등으로 이어지는 뻐근함과 여성의 하복부의 뻐근함, 복통을 동반한 설사, 너무 마르는 증상 등에도 효과가 있다.

그 밖에 소화기계 질환이나 구내염·습진·종기 등에도 효과를 본다.

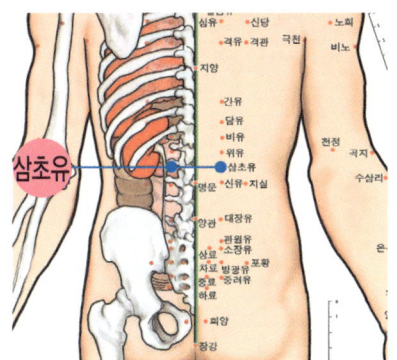

●몸의 나른함·소화불량·허리 통증 치료법

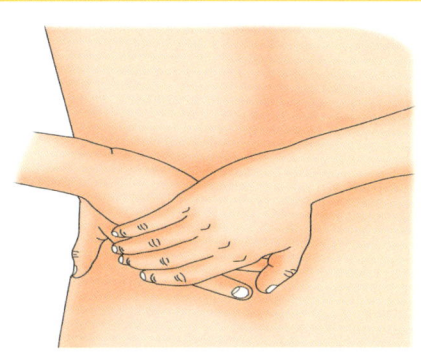

☞지압 요령은, 환자를 엎드리게 한 다음 허리를 감싸듯이 손을 펴 양쪽을 모두 지압한다.

참고 삼초유(三焦兪)란 태어난 후에 얻은 인간의 열에너지의 발생을 나타내는 중요한 경혈로, 전신의 혈액 순환을 조절하는 기능을 발휘한다.

101 신유(腎兪) — 신장을 다스리는 경혈

이 경혈의 주된 임무는 신장을 치료하는 것이므로 신장과 연관된 질병 등에 잘 듣는다.

그 밖에 응용 범위가 매우 넓어, 특히 신장병은 물론이고 방광염·월경통·월경불순·불임증 등에도 탁월한 효과를 보여 준다.

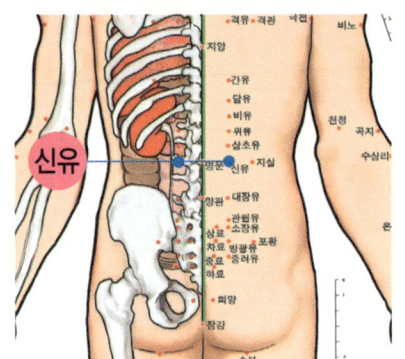

● 생식기·비뇨기·호흡기·신경계 질환 치료법

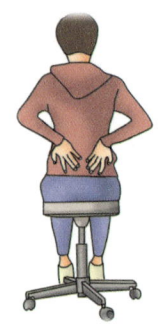
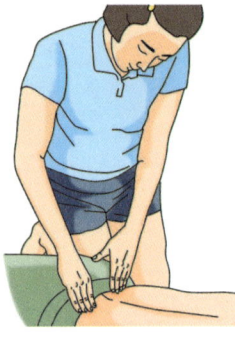

☞시술자는 양손 엄지 손가락으로 환자의 신유 혈을 누른다. 이 때 지압을 너무 세게 하거나 발로 밟는 것은 위험하므로 옆으로 밀듯이 가볍게 지압해야 한다.

참고 침은 3푼을 놓고, 7번 숨쉴 동안 꽂아 두며, 뜸은 나이 수만큼 뜬다.

102 지실(志室) — 체력의 강약을 아는 경혈

이 경혈은 전신의 피로감에 자주 이용되며 어깨에서 등에 걸친 심한 통증이나 음부의 종기, 음식물을 먹으면 토하는 증상, 좌골신경통 등에 효과가 있다.

그 외에 신장병·임포텐츠에도 효과가 있다.

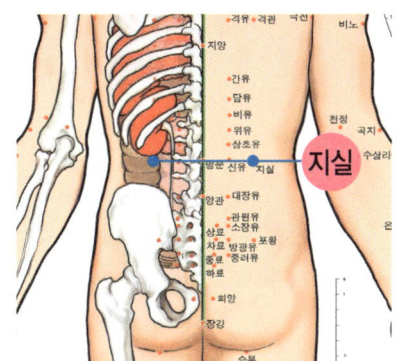

●전신의 피로감·허리 통증·배뇨 불능 치료법

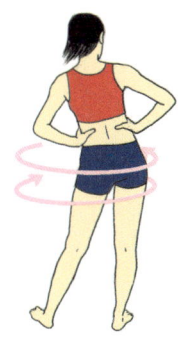
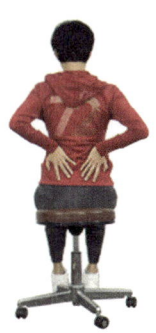

☞ 신유 혈와 지실 혈에 양손 엄지손가락을 대고 30회 정도 가볍게 눌러 준다. 누르기만 해도 효과가 있지만 허리를 천천히 돌려 주면서 누르면 더욱 효과가 좋다.

참고 志의 의미는 뜻·마음이지만 신장에 대한 정기라는 의미도 있다. 신장에 병이 생기면 몸에 원기가 없어지는데, 이 때 지실은 빠져서는 안 되는 경혈이다.

103 명문(命門) — 생명을 지키는 경혈 문

이 경혈은 요통이나 정력 감퇴·두통·결핵, 여성의 질병 등에 탁월한 효과가 있다. 또한, 머리가 깨질듯한 통증·몸의 발열·어린이의 경련, 그 외에 자궁출혈·장출혈·치질 출혈·코피 등의 출혈을 멈추게 하는 효과도 있다.

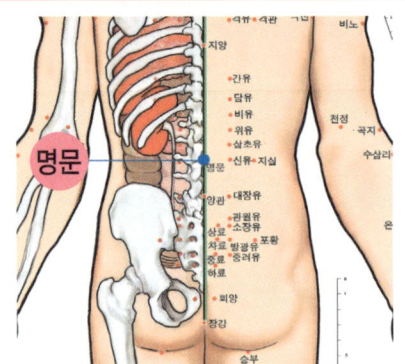

●요통·귀울음·두통·월경이상 치료법

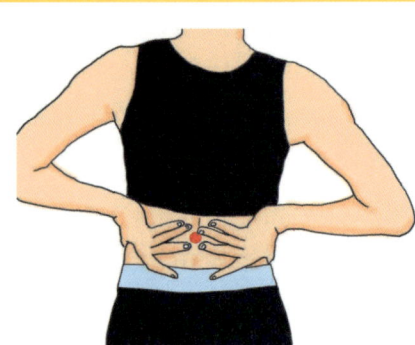

☞ 양손 가운뎃손가락을 겹쳐(여성은 오른손이 밑으로 가게 하며 남성은 그 반대로 함) 명문 혈에 대고 30회 정도 가볍게 누르면서 문질러 준다.

참고 글자 그대로 이 경혈은 생명의 문이다. 인간의 생명력의 핵심인 선천의 원기가 이 경혈을 통해 건강을 유지하게 되는 고마운 경혈이다.

104 대장유(大腸兪) — 대장의 경혈

이 경혈은 어깨에서 등에 걸친 결림이나 허리와 다리에 걸친 통증, 만성적인 설사나 변비, 만성적인 위염, 하복부의 쥐어짜듯이 아픈 통증 등에 효과가 좋다.

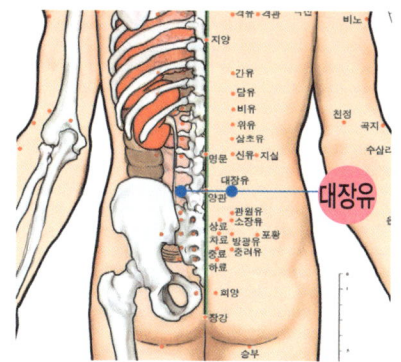

● 등과 허리 결림·만성 설사와 변비 치료법

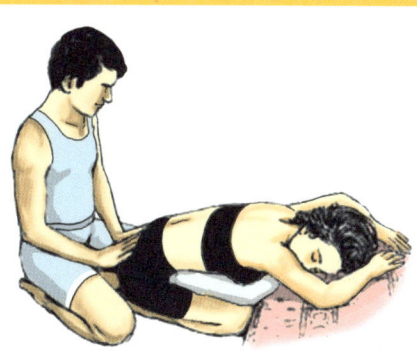

☞ 지압 요령은, 엎드려 있는 환자의 대장유 혈에 엄지손가락으로 지압을 하는데, 통증이 있으면 무리하게 누르지 말고 가볍게 만지는 것만으로도 충분하다.

참고 대장에 악기가 흘러 들어가는 곳이 이 경혈이며, 대장에 생기는 여러 가지 증상은 이 대장유 혈과 천추 혈을 함께 치료하면 더욱 효과를 본다.

105 소장유(小腸兪) — 소장의 경혈

이 경혈은 대장유 경혈과 함께 장의 기능을 좋게 하는 매우 중요한 경혈로 식욕부진, 치질로 인한 통증에 좋다.

특히 여성의 대하 등, 여성의 질병이나 하복부의 병에서 오는 허리 통증에 매우 효과가 있다.

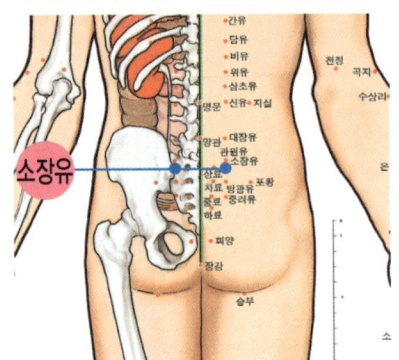

●장의 기능을 좋게 하는 치료법

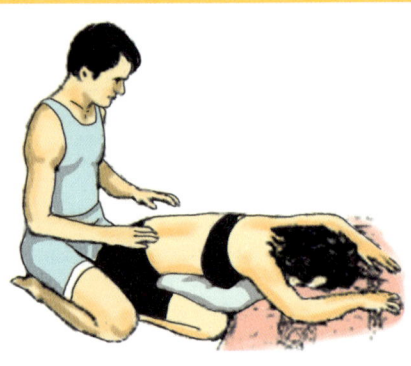

☞지압 요령은 엎드려 있는 환자의 엉덩이를 감싸듯이 하며 좌우의 소장유 혈을 엄지손가락으로 약간의 힘을 가해 누른다.

이 경혈을 따뜻하게 하여 지압이나 마사지 하면 효과가 증대된다.

참고 소장유·방광유·중려유·상료·하료 혈은 모두 엉덩이 부분에 있고, 남녀의 생식기 병에 깊은 관계가 있다.

106 관원유(關元兪)

허리의 경혈

이 경혈은 허리에 있는 경혈로 허리의 통증이나 나른함 등을 완화시킬 수 있으며, 갑자기 허리가 삐끗해 생기는 요통 등에 효과가 좋다.

그 밖에 급성 및 만성 설사, 냉증이나 월경통 등의 산부인과계의 질환 개선에도 효과가 있다.

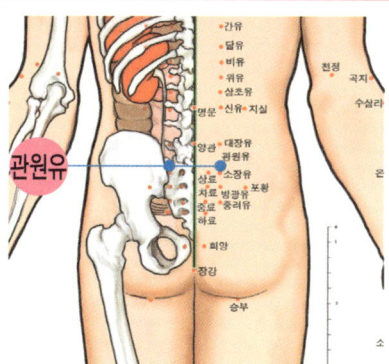

● 허리와 하반신 질환 치료법

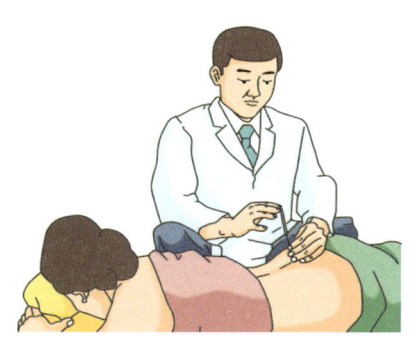

☞ 지압 요령은, 시술자는 환자를 엎드리게 한 다음, 양손의 엄지손가락으로 관원유 혈을 어루만지듯이 부드럽게 주무르면서 누른다.

참고 소장 혈과 병행해서 치료하면 소화기·비뇨기의 병에 효과가 있다.

107 상료(上髎)

엉덩이를 지키는 경혈

이 경혈은 요통이나 어린이의 야뇨증, 또 무릎이 차서 아프거나 코피가 나는 증상에 효과가 있고, 체력 향상에도 효과를 본다.

특히 자궁 내막염이나 월경통·월경불순·월경곤란 등 부인과계 질환에도 효과가 있다.

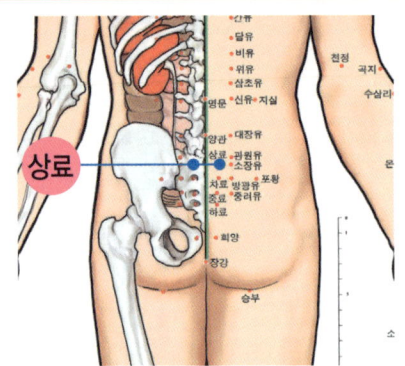

● 허리 질환의 악화를 막는 치료법

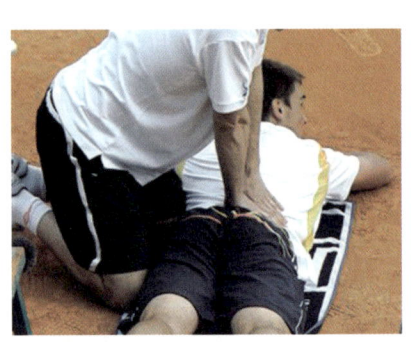

☞ 지압 요령은, 시술자는 환자의 허리에 양손을 대고 엄지손가락으로 상료 혈을 천천히 누른다.

참고 이 경혈을 중심으로 허리의 각 경혈을 천천히 주무르면서 풀어 주면, 허리의 긴장이 풀려 혈액 순환이 좋아져 증상이 악화되는 것을 방지한다.

108 차료(次髎) — 요통 등을 지키는 경혈

이 경혈은 상료 다음에 있는 경혈이므로 차료라 칭하며, 허리에 〈료〉가 붙여진 경혈 중에 가장 중요한 기능을 지녔다.

치료 효과는, 갑자기 삐끗해서 생기는 요통이나 설사 등 일반적으로 상료와 함께 비뇨기계 질환 등에 유효하다.

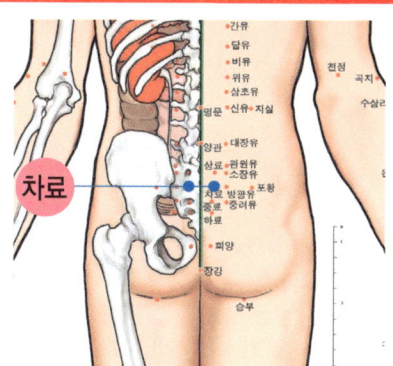

● 변형성 요추증 치료법

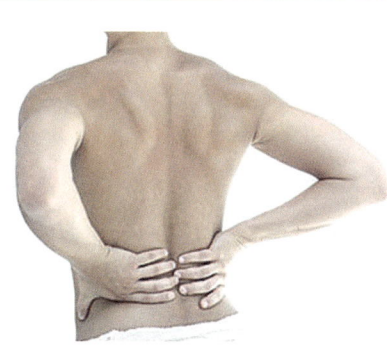

☞ 지압 요령은, 환자의 허리에 양손을 대고 엄지손가락으로 차료 혈을 눌러서 허리의 긴장을 풀어 준 다음 조금 강하게 지압을 한다.

참고 일반적으로 허리 통증으로 지압을 할 때는 무리하게 강하게 누르면 안 되지만 이 차료는 조금 강하게 지압하는 게 효과가 있다.

109 중료(中髎)

성병 등을 고치는 경혈

이 경혈은 상료와 차료, 그리고 하료 사이에 있기 때문에 중료라 칭하며, 간장병·성기 질환·좌골신경통·부인병 등에 효과가 있다.

특히 상료나 하료의 치료 효과가 같다. 또한, 치질이나 방광염 등에도 매우 효과가 있다.

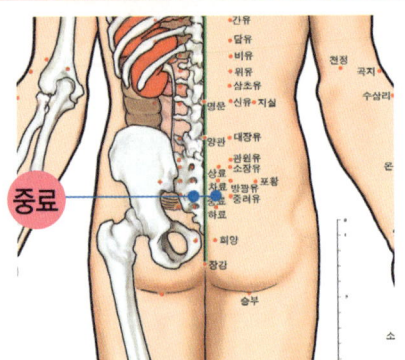

●생식기 기능·치질·방광염 치료법

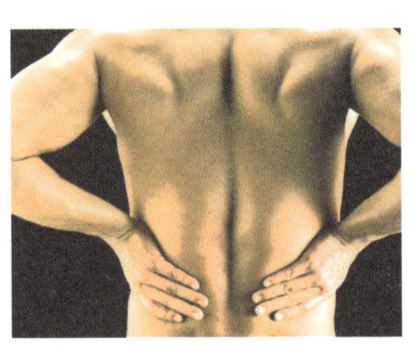

☞지압 요령은 상료·차료 혈과 비슷하다.
상료·중료·하료 혈은 모두 성기의 기능을 활발하게 해 주므로 정성껏 자주 지압하면 효과를 본다.

참고 침은 3치를 놓고, 10번 숨쉴 동안 꽂아 두며, 뜸은 3장을 뜬다.

110 하료(下髎) - 변비 등을 다스리는 경혈

이 경혈은 상료·차료·중료 다음 가장 아래에 있기 때문에 붙여진 경혈 이름으로서, 그 치료 효과 또한 비슷하다.

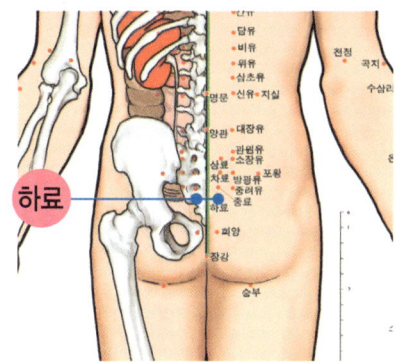

● **생식기 기능 · 치질 · 방광염 치료법**

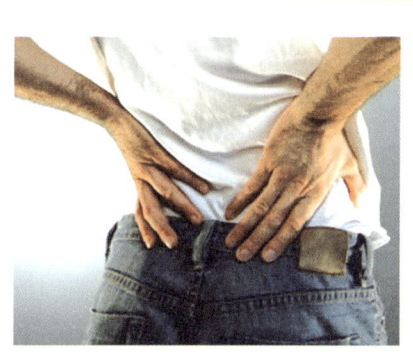

☞ 지압 요령은 환자의 허리에 양손을 대고 엄지손가락으로 하료 혈을 누르면서 이 경혈을 중심으로 허리의 각 경혈을 천천히 주물러 준다.

참고 침은 2치를 놓고, 10번 숨쉬는 동안 꽂아 두며, 뜸은 3장을 뜬다.

111 양관(陽關)

양기를 전달하는 관문

이 경혈은 허리에 생기는 여러 종류의 질환에 효과가 있다.

요통을 비롯해 좌골신경통·류머티즘·관절염·무릎 통증·하지 마비·반신불수 등이 치료 효과에 해당된다.

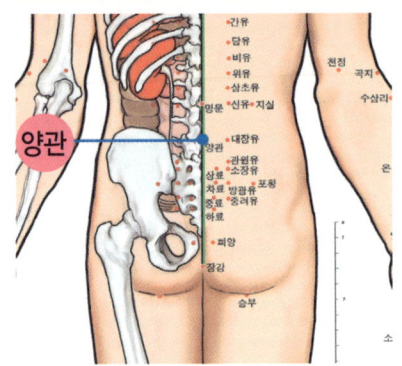

●허리에 생기는 각종 증상 치료법

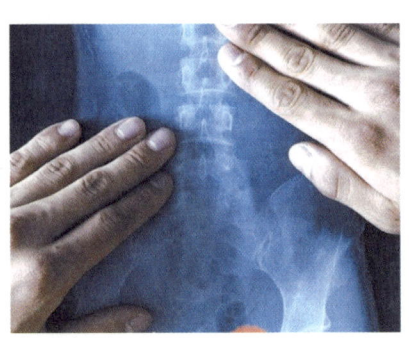

☞ 지압 요령은 대장유혈과 비슷하다.

참고 침은 5푼을 놓고 뜸은 3장을 뜬다.

112 방광유(肪胱兪) 방광을 다스리는 경혈

이 경혈은 방광의 내장에 나쁜 기운이 흘러 들어가는 곳이므로 특히 방광에 생긴 질환에 효과가 있다.

그 중에서도 어린이 야뇨증에 탁월한 효과가 있어 예로부터 이 경혈을 즐겨 사용했다.

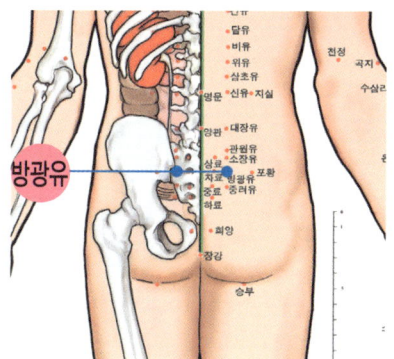

●좌골신경 경련과 종아리 경련 치료법

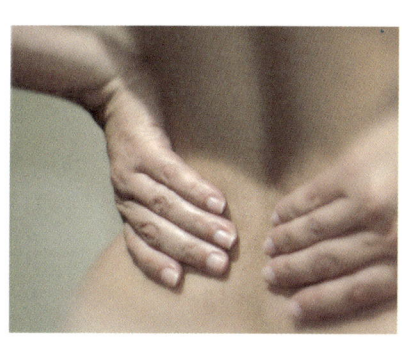

☞지압 요령은, 시술자는 엎드려 있는 환자의 허리에 양 손바닥을 대고 엉덩이를 감싸듯 하며 좌우의 방광유 혈을 엄지손가락으로 과감하게 꾹 누른다.

참고 침은 3푼을 놓고, 6번 숨쉴 동안 꽂아 두며, 뜸은 3장을 뜬다.

113 포황(胞肓) — 자궁 질환을 다스리는 곳

〈胞(포)〉는 자궁을 의미하고, 〈肓(황)〉은 경혈을 가리키므로 이 포황은 자궁 질환에 특효임을 암시하고 있다. 따라서 이 경혈은 자궁의 질환에 효과가 탁월하다.

하복부의 통증이나 다리의 차가운 증상 등이 여기에 해당된다.

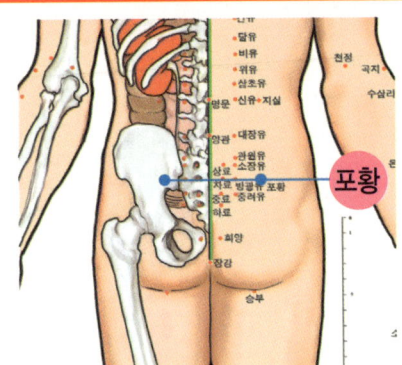

●자궁 등 부인과계의 병 치료법

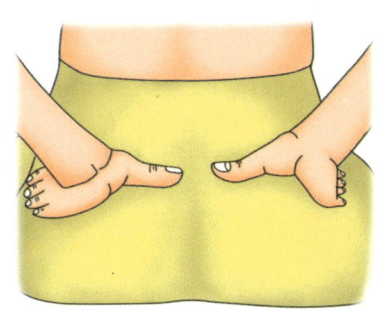

☞ 지압 요령은, 엎드려 있는 환자의 허리에 양 손바닥을 대고 엉덩이를 감싸듯이 하며 좌우의 포황 혈을 엄지손가락으로 약간의 힘을 가해 누른다.

참고 이와 같은 증상에는 허리에서부터 하체를 따뜻한 탕 속에 담그고 하반신을 따뜻하게 하는 〈요탕〉이라는 치료법도 있다.

114 중려유(中膂兪) — 생식기 경혈

'중려'란 몸의 중심에 돌출된, 즉 남성의 성기를 의미하므로 이 경혈은 전립선염이나 요도염 등에 효과가 있다.

그 밖에 당뇨병·산통·방광염·좌골신경통 등에도 응용되고 있다.

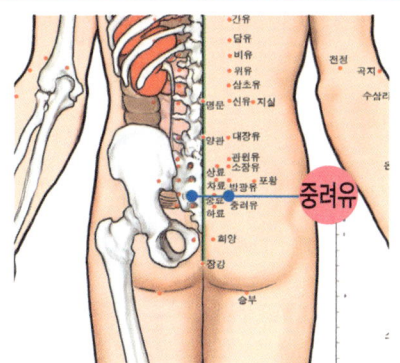

● 전립선염·요도염 치료법

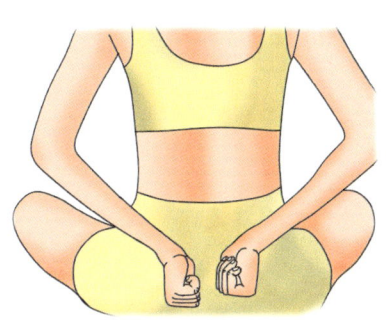

☞ 지압 요령은 포황혈과 비슷하다.

참고 침은 3푼을 놓고, 10번 숨쉴 동안 꽂아 두며, 뜸은 3장을 뜬다.

115 회양(會陽)

기능을 주고받는 경혈

몸 기능에 관계된 연결 통로인 음양(陰陽) 중에 양으로 분류되는 이 경혈은 만성적인 치질이나 설사 등 음부의 병 등에 효과가 좋다.

특히, 성교시 이 곳을 눌러주면 남성의 사정을 지연시킬 수 있다고 한다.

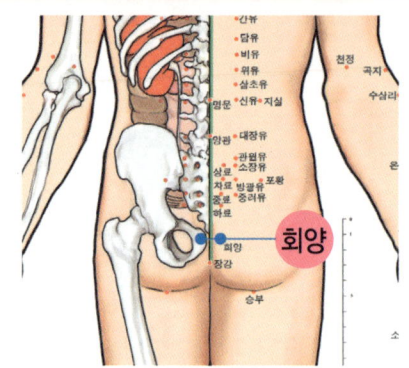

● 만성적인 치질 · 설사 · 음부의 병 치료법

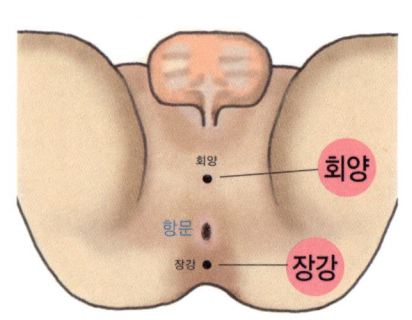

☞ 지압 요령은 장강 경혈 지압과 비슷하다. 장강 혈과 함께 치료하면 그 효과가 더욱 더 증대된다.

참고 회양 혈의 치료에는 뜸이 매우 효과적이지만 엉덩이 부분을 가볍게 마사지해 주어도 좋다. 그러나 탈항이나 항문열상 등에는 효과가 없다.

116 장강(長強)

장수하게 하는 경혈

이 경혈은 회양 혈과 더불어 치질에 특효인 경혈이다. 그리고 만능 경혈인 백회와 함께 치료하면 효과가 더욱더 좋아 탈항·항문 열상 등도 치료가 된다.

그 밖에 허리에 걸친 통증, 경련, 정신적인 증상에도 효과가 있다.

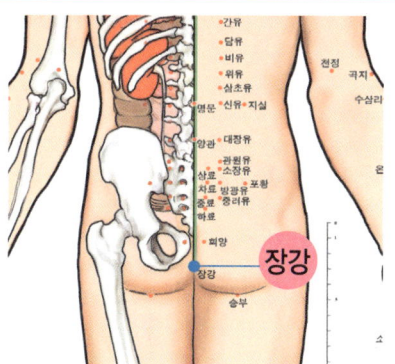

● 치질·허리의 통증·변비 치료법

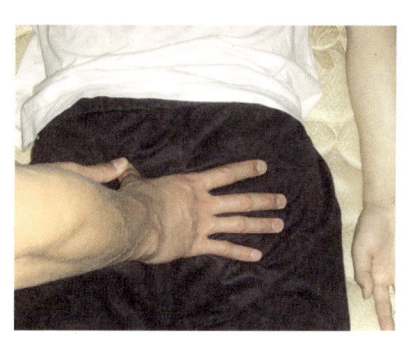

☞ 지압 요령은, 환자의 장강 혈에 양손의 엄지 손가락을 대고 3~5초 정도 지압을 반복하되 너무 강하게 누르지 않도록 주의해야 한다.

참고 보통 뜸은 1회에 3~5장 뜨지만 이 경혈인 경우에는 최저 한도로 10장 정도 뜨지 않으면 효과를 볼 수 없다.

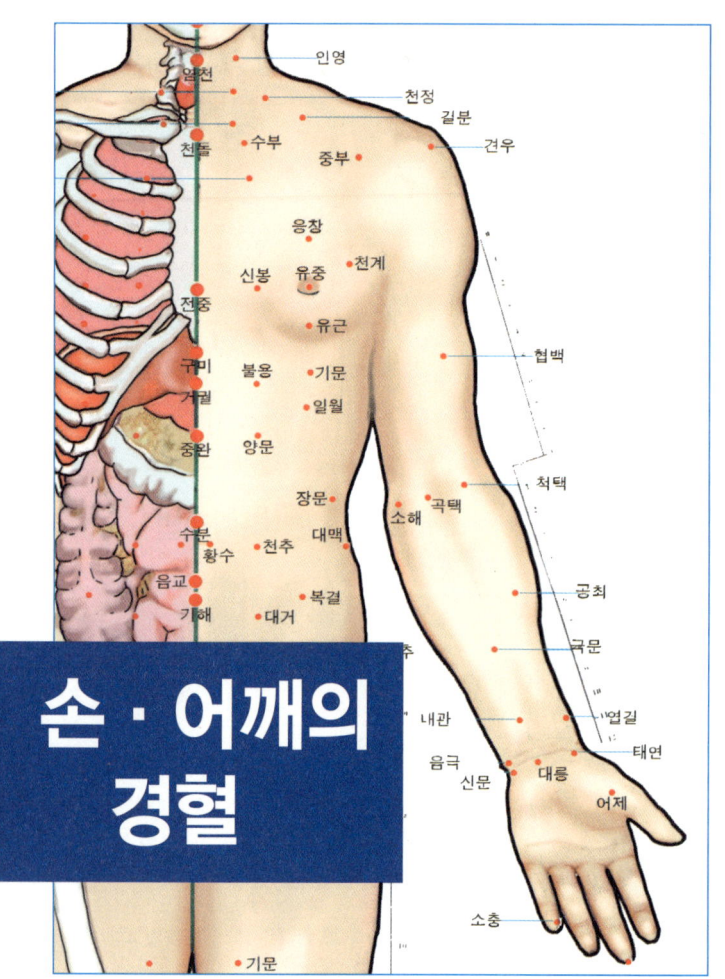

117 운문(雲門)

생기를 받아들이는 경혈

이 경혈은 폐의 기능과 연관된 경혈로 호흡기계 증상에 널리 활용되어 그 효능을 발휘한다. 가슴이 답답한 증상이나 천식 등이 여기에 해당된다.

그 밖에 오십견이나 등·다리의 통증 등에도 효과가 좋다.

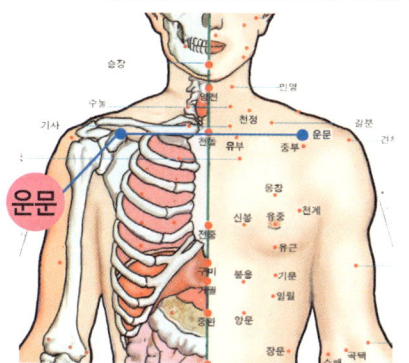

●호흡기계의 증상·오십견 치료법

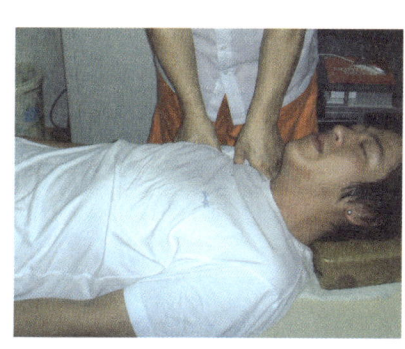

☞지압 요령은, 시술자는 한 손으로 환자의 등을 받치고 다른 한 손의 손가락으로 운문혈을 지압한다. 더불어 바로 아래에 위치한 중부 혈도 함께 지압을 하면 더욱 효과가 좋다.

참고 뜸은 5장을 뜨고, 침은 3푼을 놓는데, 깊이 찌르면 기(氣)가 거슬러 올라가 좋지 않다.

118 견정(肩井) — 어깨를 다스리는 우물 혈

이 경혈은 어깨에서 등에 걸친 결림이나 통증·과로·고혈압·오십견 등에 효과가 있다.

그 밖에 노이로제, 히스테리 등으로 인한 증상이나 습진·두드러기 등에도 효능이 있다.

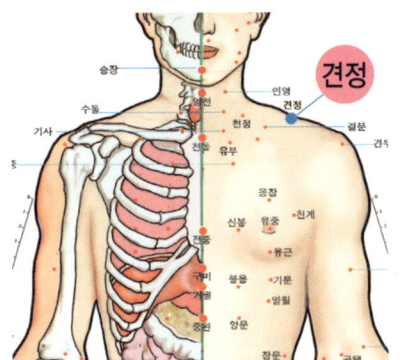

●목의 통증·어깨 결림·고혈압 치료법

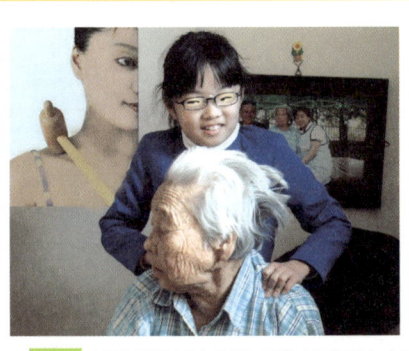

☞중지손가락을 견정혈에 대고 "아프지만 기분 좋다!"라고 느낄 정도로 힘을 주어 누른다. 어깨를 천천히 앞뒤로 돌리는 것을 각각 20~30회 정도 한다. 다른 쪽 팔도 동일한 동작으로 해 준다.

참고 나무 방망이나 골프 공을 굴리거나 손가락으로 누르면서 어깨를 돌려 주면 더욱 효과적이다. 또 합곡 혈도 함께 자극하면 통증을 완화시킬 수 있다.

119 견우(肩髃) — 어깨를 다스리는 경혈

이 경혈은 오십견이나 어깨에서 등에 걸친 결림이나 통증·요통 등에 효과가 좋다.

그 밖에 만성 열병이나 치통, 뇌혈관 장애로 인한 반신불수 등의 치료에도 활용된다.

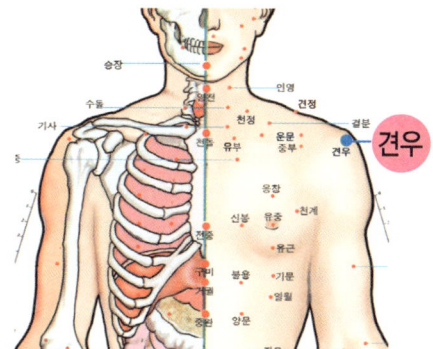

● 만성 관절류머티즘·오십견 치료법

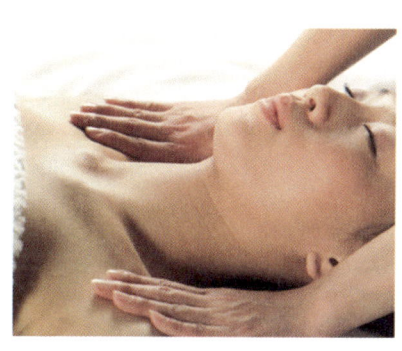

☞ 지압 요령은, 시술자는 한 손으로 환자의 팔을 잡고 지탱하며, 다른 한 손의 엄지손가락으로 견우 혈을 지압한다. 이 때 가슴의 중심을 따라 이 경혈 방향을 향해 마사지를 되풀이하면 매우 좋다.

참고 이런 증상에 뜸을 뜰 때 오른쪽 반신불수에는 왼쪽에, 왼쪽 반신불수에는 오른쪽에 뜸을 여러 차례 뜬다.

120 곡원(曲垣) — 어깨 뼈를 보호하는 경혈

이 경혈은 오십견이나 목과 어깨에서 등에 걸친 결림과 통증, 팔이 결리거나 통증 등이 있을 때 뛰어난 효능을 발휘한다.

이 경혈을 압박하면 손까지 둔한 느낌의 통증이 느껴진다.

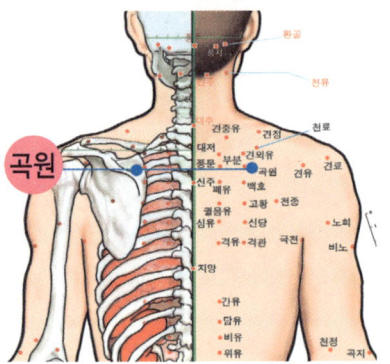

●목과 어깨의 통증·오십견 치료법

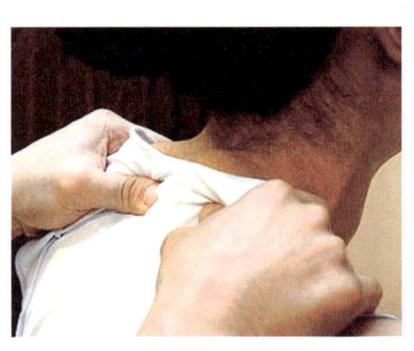

☞ 지압 요령은 시술자 양손의 중심이 곧바로 환자의 곡원 혈에 전해지도록 지압을 한다.

가정에서 따뜻한 습포를 한 후에 드라이어 같은 도구를 이용해 치료하는 방법도 있다.

참고 이 경혈은 자극을 주는 것만으로도 증상을 진정시킬 수 있다.

121 견외유(肩外兪) — 어깨 뼈의 경혈

이 경혈은 어깨에서 등에 걸친 결림이나 통증, 감기에 의한 몸의 피로 등에 효과가 좋다.

그 밖에 경련을 일으키는 등 급박한 증상이 생겼을 때에도 효과적으로 활용된다.

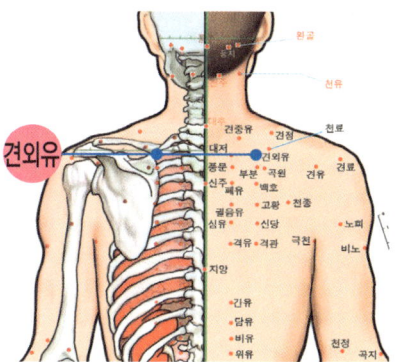

●등과 어깨의 통증 치료법

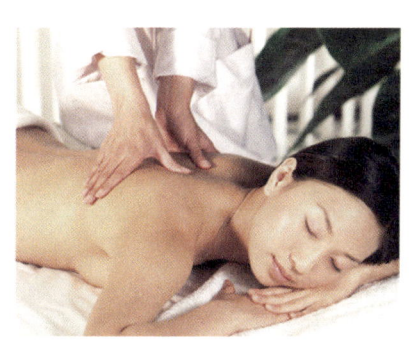

☞지압 요령은 견정혈과 비슷하다.

참고 침은 6푼을 놓고, 뜸은 3장을 뜬다.

122 견중유(肩中兪) — 어깨 뼈의 경혈

이 경혈은 견외유보다 안쪽에 있다는 명칭으로, 최근에 시력이 떨어졌다는 자각증상이 있을 때, 침침한 눈이나 피로한 눈일 경우에도 더욱 효과를 본다.

그 밖에 천식이나 담·어깨의 결림에도 효과가 있다.

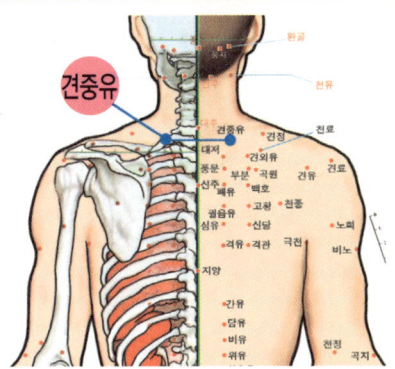

●눈의 피로·담·어깨 결림 치료법

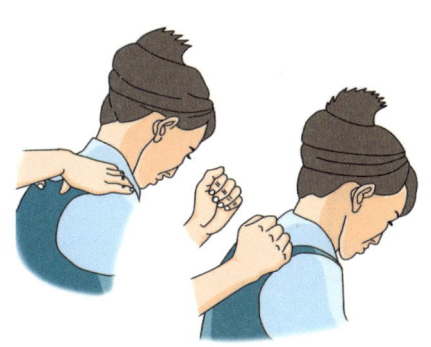

☞ 지압 요령은 견외유혈과 비슷하다.

참고 침은 3푼을 놓고, 7번 숨실 동안 꽂아 두며, 뜸은 10장을 뜬다.

123. 견료(肩髎)

어깨 뼈를 다스리는 경혈

이 경혈은 어깨에 중압감이 있거나 팔이 올라가지 않고, 무거운 것을 계속 들어 팔꿈치가 펴지지 않는 증상에 효과가 있다.

그리고 이 견료 혈로 치료할 때 견우·비노 혈을 함께 자극하면 한층 더 효과를 본다.

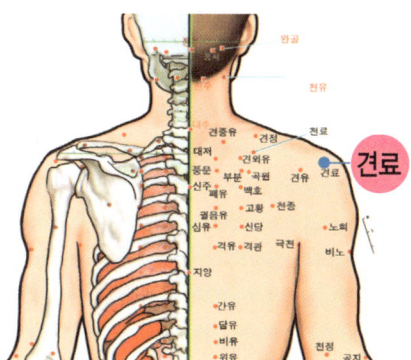

● 어깨의 통증·삼각근의 염증 치료법

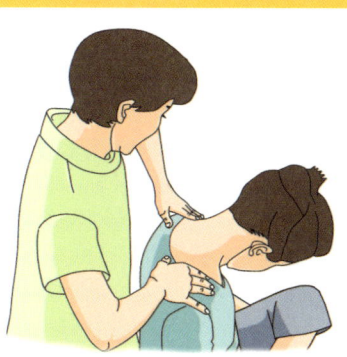

☞ 지압 요령은 곡원 혈과 비슷하다.

참고 무리한 운동 등으로 어깨를 올릴 수 없는 증상은 어깨의 삼각근에 염증이 생겼기 때문인데, 이 삼각근을 조절하는 것이 견료 혈의 임무이다.

124 천종(天宗) — 상반신 질환이 모이는 곳

이 경혈은 특히 상반신 부분의 등 쪽에 중요한 에너지원이 있다는 것을 의미한다.

특히 여성의 유방과 깊은 관계가 있어, 모유의 양이 적거나 유선염 등의 치료에도 효과가 있다. 가슴의 통증에도 뛰어난 효과를 발휘한다.

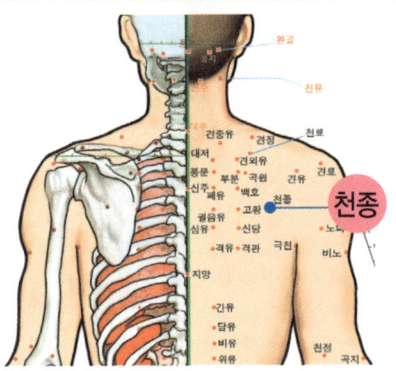

●팔과 어깨의 통증 치료법

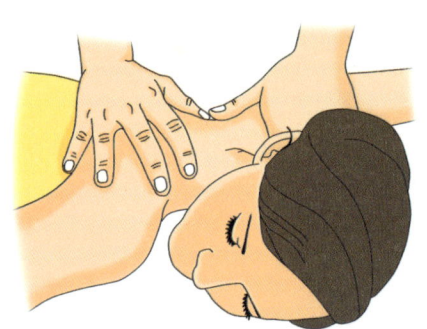

☞지압 요령은, 시술자는 환자의 어깨뼈에 양손을 대고 엄지손가락으로 좌우의 천종 혈을 동시에 누른다. 이 때 엄지손가락을 제외한 모든 손가락으로 겨드랑이를 잡는 듯한 자세를 취하는 게 좋다.

참고 침은 5푼을 놓으며, 6번 숨쉴 동안 꽂아 두고, 뜸은 3장을 뜬다.

125 천료(天髎) — 어깨 구석의 경혈

이 경혈은 어깨 결림이나 통증, 목이나 목덜미의 갑작스런 통증, 팔꿈치 통증 등에 효과가 있다.

또 오십견이나 두통·고혈압·정서 불안감에도 효과가 있다.

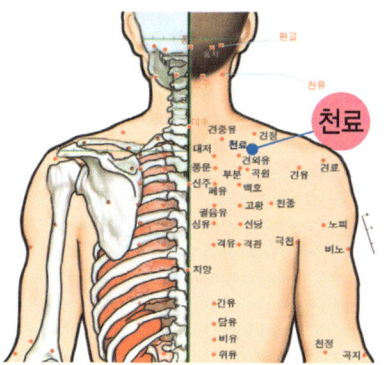

● 어깨·팔꿈치·목의 통증 치료법

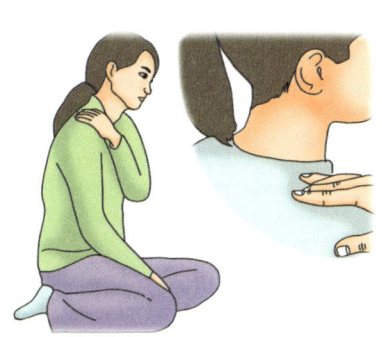

☞ 지압 요령은 천료혈 주위의 경혈과 비슷하다. 초조하거나 불안할 때도 이 곳을 지압하면 효과를 볼 수 있다.

참고 침은 8푼을 놓고, 뜸은 5장을 뜬다.

126 극천(極泉)

에너지가 순환하는 샘

이 경혈은 겨드랑이 밑에 있으며 팔에서 옆구리에 걸쳐 통증을 느끼거나 팔꿈치가 차가운 증상 등에 효과가 있다.

그 외에 심장병이나 가슴이 두근거리는 증상과 헛기침 등에도 효과가 있다.

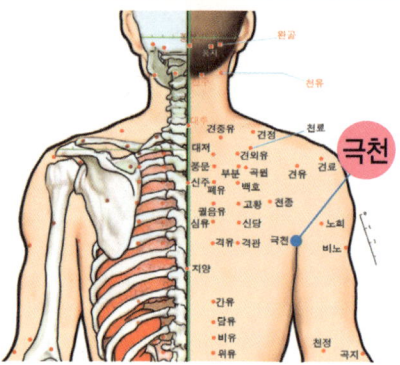

●팔과 옆구리의 통증 치료법

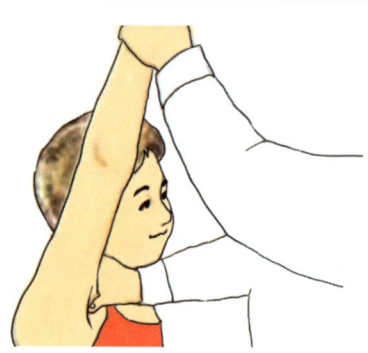

☞ 지압 요령은, 이 극천 혈을 지압하면서 강하게 자극을 주는 게 좋다.

참고 침은 3푼을 놓고, 뜸은 7장을 뜬다.

127 협백(俠白)

폐를 다스리는 경혈

이 경혈은 폐를 좌우 사이에 둔 위치에 있으므로 호흡기계의 증상에 탁월한 효과가 있다.

그 치료 효과의 대상은 명치에서 가슴에 걸친 통증이나 기침·담·숨이 차는 증상 등이다.

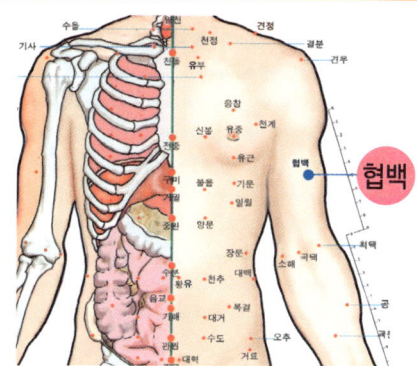

●호흡기계의 증상·팔의 통증 치료법

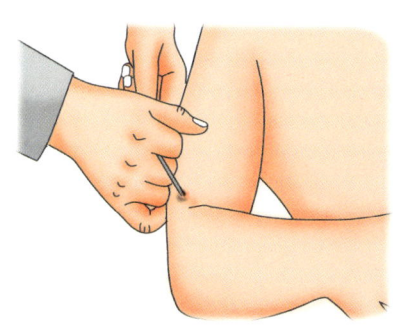

☞ 지압 요령은 극천 혈이나 곡택 혈과 비슷하다.

이 경혈은 겨드랑이 경혈인 극천 혈과 조금 떨어져 있다. 즉, 알통 한가운데 있다.

참고 침은 3푼을 놓고, 뜸은 6장을 뜬다.

128 소해(少海)

만성 질환을 다스리는 곳

이 경혈은 처음에 소량이었던 에너지가 그 양이 늘어나 바다를 이룬다는 의미이다. 팔꿈치에서 팔 안쪽에 걸친 통증이나 겨드랑이 밑의 통증에 잘 듣는다.

따라서 팔의 신경통이나 오십견 등에도 이용된다.

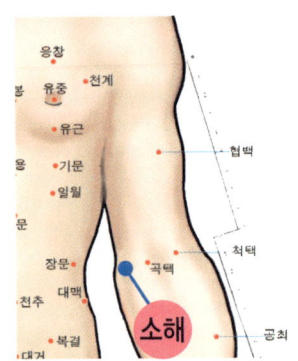

● 팔의 신경통 · 오십견 치료법

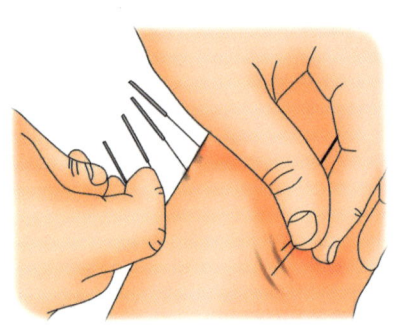

☞ 지압 요령은 협백혈과 비슷하다. 침혈은 팔을 구부리고 손이 머리로 가게 한 다음 침을 놓고, 또는 팔을 구부려 잡기도 한다.

참고 침은 2푼을 놓고, 뜸은 3장을 뜬다.

129 곡택(曲澤) — 팔꿈치를 다스리는 경혈

이 경혈은 팔꿈치에서 손목 부분의 통증이나 신경통에 효과가 좋다. 그래서 만성관절 류머티즘이나 손의 저림과 결림 등에 효과가 만점이다.

그 밖에 발열이나 복통, 특히 명치의 통증 등에도 이용되고 있다.

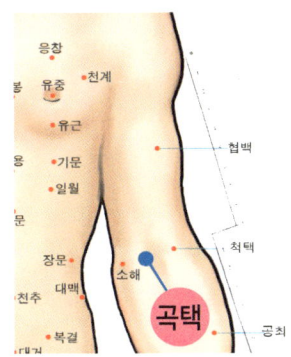

● 팔꿈치 통증 · 신경통 치료법

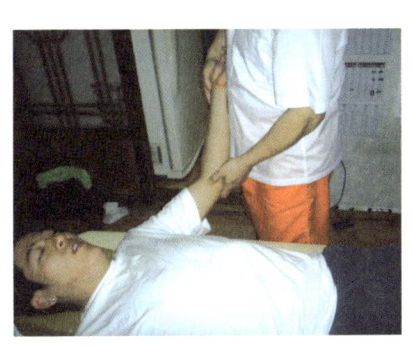

☞ 지압 요령은 시술자의 손가락 끝이 환자의 피부 깊숙이 파고 들어가도록 강하게 힘을 가해 곡택 혈을 누른다.

참고 : 테니스 엘보로 인해서 아픈 경우에도 이 곡택 혈을 지압하면 효과를 발휘한다.

척택(尺澤)

팔꿈치를 다스리는 경혈

이 경혈은 손의 화끈거림·통증·결리는 증상 등을 완화시키기 때문에 만성 관절류머티즘이나 오십견 등의 치료에 이용된다.

또한 토혈·편도선 통증·천식, 가슴이 두근거리는 증상에도 효과적이다.

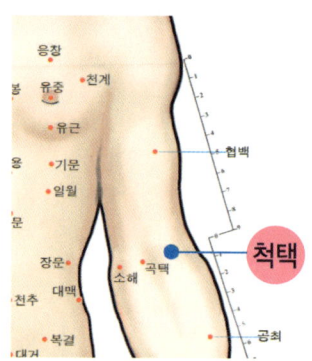

● 팔꿈치 통증·신경통 치료법

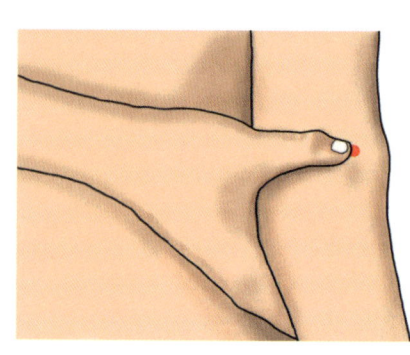

☞ 지압 요령은 시술자의 손가락 끝이 환자의 피부 깊숙이 파고 들어가도록 약간의 힘을 가해 척택 혈을 누른다.

참고 침은 3푼을 놓고 뜸은 5장을 뜬다. 또, 뜸을 뜨지 않는다고도 한다.

131 노회(臑會)

어깨를 다스리는 경혈

이 경혈은 삼각근 가장자리에서 가까운 위치에 있으므로 삼각근 통증이나 팔 윗부분의 신경통·어깨 관절통·오십견 등에 탁월한 효과가 있다.

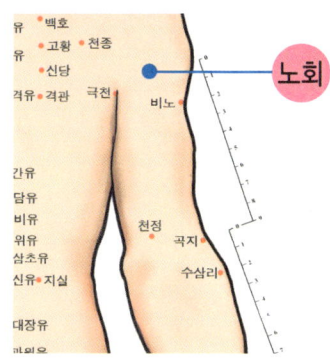

● 어깨 관절통·오십견 치료법

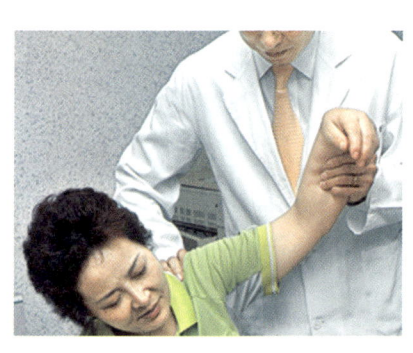

☞ 지압 요령은, 시술자는 한 손으로 환자의 팔을 잡고 지탱하면서 다른 한 손의 엄지손가락으로 노회 혈을 지압한다.

참고 침은 7푼을 놓고, 10번 숨쉴 동안 꽂아 두고, 뜸은 7장을 뜬다.

132 비노(臂臑) — 팔 통증을 없애는 경혈

이 경혈 근처에는 엄지손가락이나 집게손가락을 움직이는 매우 중요한 신경이 지나가고 있기 때문에 오십견이나 팔과 손의 신경통 등에 뛰어난 효과가 있다.

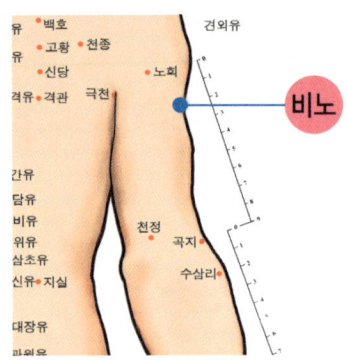

●오십견·팔이나 손의 통증 치료법

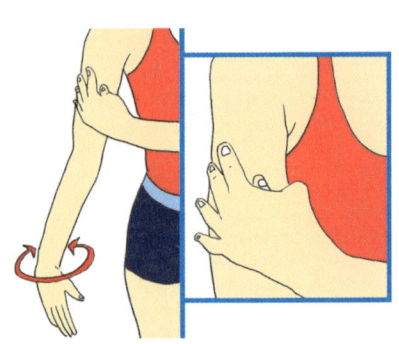

☞ 엄지손가락을 협백혈에, 집게손가락을 비노 혈에 댄 다음 두 경혈을 동시에 약간 강하게 누르면서 비벼 준다. 그리고 팔 전체를 좌우로 5~10회씩 비틀어 준다.

참고 뜸은 뜨되 침은 놓지 말아야 한다.

133 천정(天井) — 에너지가 샘솟는 경혈

이 경혈은 목에서 팔 위까지의 증상에 효과가 있으므로 오십견이나 팔꿈치에서 어깨까지 팔의 통증·팔의 관절염 등에 잘 듣는다.

또 목의 통증·두통·코막힘·요통, 눈꼬리 통증 등에도 효과를 본다.

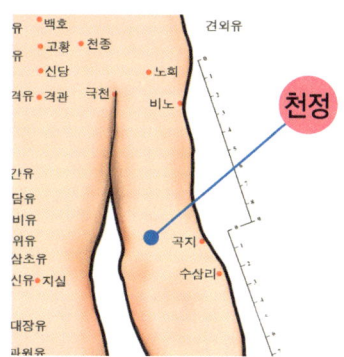

●목에서 팔 위까지의 증상 치료법

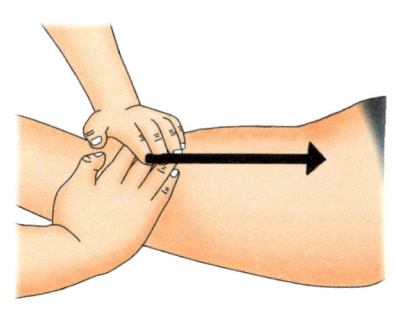

☞ 지압 요령은 곡택·소해·척택 혈과 비슷하다.

참고 침은 1치를 놓고, 7번 숨쉴 동안 꽂아 두고, 뜸은 3장을 뜬다.

134 곡지(曲池) — 나쁜 기가 모이는 못

이 경혈은 대장의 기능을 원만하게 하는 기능이 있어 설사나 변비에 효과를 발휘한다.

또한 응용 범위가 매우 넓어 어깨에서 팔에 걸친 통증이나 교통사고 후유증·뇌졸증·두통, 피부병·당뇨병에도 효과가 있다.

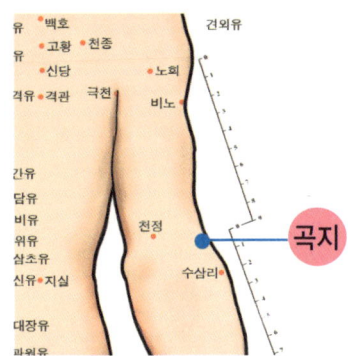

●전반에 걸쳐 효과가 있는 무병 장수의 경혈 ★

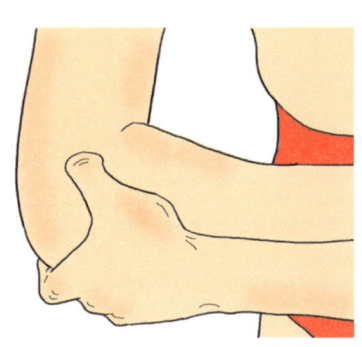

☞지압 요령은 팔꿈치를 잡듯이 곡지 혈에 엄지손가락을 대고 누를 때는 엄지손가락의 관절을 구부려서 힘을 가해 지압을 한다.

참고 침은 5푼을 놓고, 7번 숨쉴 동안 꽂아 두며, 뜸은 3장을 뜬다.

135 수삼리(手三里)

위장병 경혈

이 경혈은 위장병 치료 등에 매우 효과가 있음은 물론 예로부터 종기 치료에도 효과가 좋은 것으로 잘 알려져 있다.

따라서 만성 종양이나 여드름·부스럼·습진, 또 잇몸 통증·치통, 팔의 신경통·위경련·당뇨병 등에 효과가 있다.

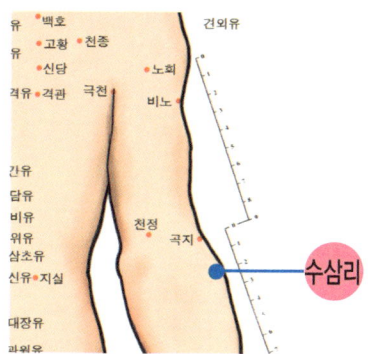

●위장의 증상·종기·테니스 엘보 치료법

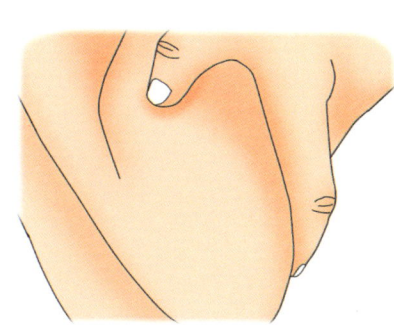

☞지압 요령은, 시술자의 엄지손가락 끝이 환자의 팔에 파고 들어가듯이 약간의 힘을 가해 수삼리 혈을 4초간 지그시 누른 후 4초간 쉬고, 왼손도 같은 방법으로 실시한다.

참고 침은 2푼을 놓고, 뜸은 3장을 뜬다.

136 공최(孔最) — 폐경을 다스리는 경혈

이 경혈은 호흡이 조화롭지 못해서 생기는 결림이나 통증, 만성기관지염 · 흉막염 · 천식 · 폐질환 · 기침 등에 뛰어난 효과를 발휘한다.

그 밖에 각혈 · 담 · 목의 부종 · 코막힘, 팔꿈치 관절의 통증, 치통 등에도 효과를 발휘한다.

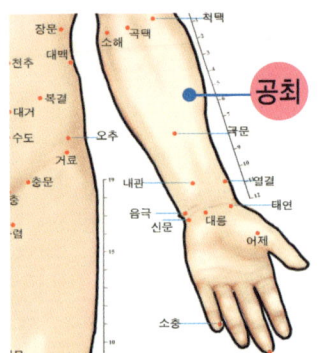

●호흡기 증상 · 치통 · 치질 치료법

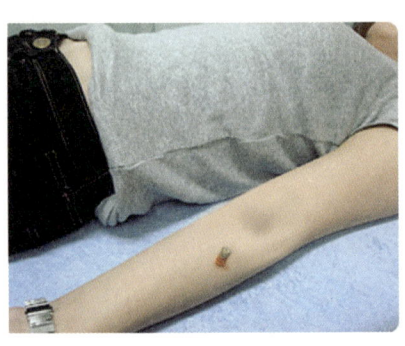

☞손바닥을 위로 향하게 하고 공최 혈을 누르면 통증이 느껴진다. 뜸은 한 번에 2~3개 한다.

참고 항문 주변에 피가 나고 항문 부위의 혈관이 혹처럼 부어오른 것이 치질이다. 가벼운 통증은 공최 혈에 뜸을 뜨면 통증을 완화시킬 수 있다.

137 극문(郄門)

뼈와 살을 돕는 경혈

이 경혈은 손저림이나 통증, 신경통, 팔과 팔꿈치의 통증 등에 효과가 있고, 특히 심장과 연관된 증상에 매우 탁월한 효과를 발휘하는 경혈로 알려져 있다.

그 밖에 호흡곤란이나 가슴통증, 위장병, 저혈압 등에도 효과를 본다.

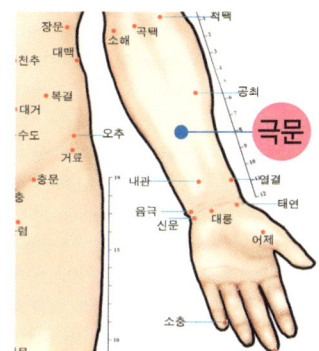

●심장이 좋지 않을 때·손의 증상 치료법

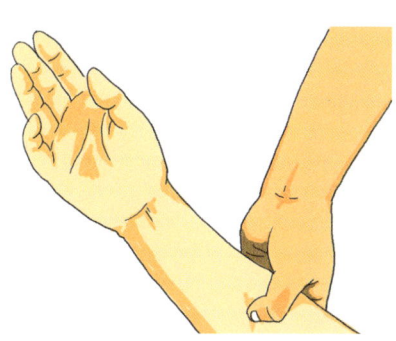

☞심장에 이상이 생겼을 때 극문 혈을 3~5초 압박하면서 1~2초 쉬는 동작을 여러 차례 반복하는 것만으로도 충분히 심장이 편안해진다.

참고 침은 3푼을 놓고, 뜸은 5장을 뜬다.

138 내관(內關) — 손 안쪽과 연관된 경혈

이 경혈은 심장 발작 등에 효과가 있으며, 또 만성위염이나 불면증, 히스테리, 눈의 충열, 명치의 통증, 팔이나 손의 통증, 신경통, 딸국질 등에 효과가 있다.

그 밖에 담석증·치통·당뇨병·저혈압 등에 이용하기도 한다.

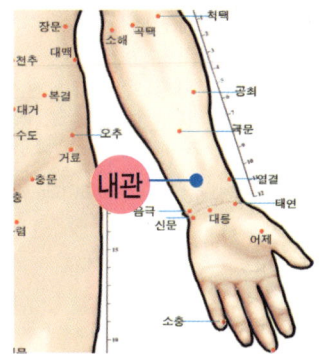

● 심장 발작 · 팔의 통증 · 딸국질 치료법

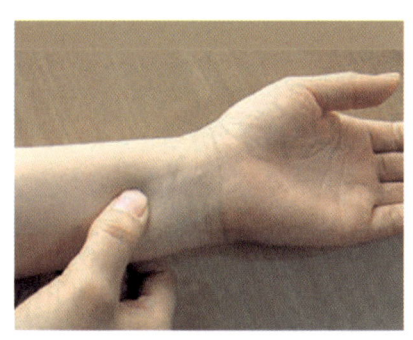

☞시술자는 엄지손가락에 힘을 가해 내관혈을 지압한다. 이 경혈은 지압도 좋지만 주물러서 푸는 마사지도 효과를 본다.

참고 최근에는 호흡기계나 순환기계 질환이 있을 때 전문 의사의 손에 의해 이 경혈에 침을 놓고, 그 곳에 전기를 흘려보내 치료하기도 한다.

139 열결(列缺) — 폐 에너지 경로의 경혈

이 경혈은 기침이나 담, 만성기관지염, 두통, 코의 질환, 호흡곤란, 얼굴과 팔의 마비나 통증, 반신불수, 손바닥이 화끈거리는 증상 등에 효과가 있다.

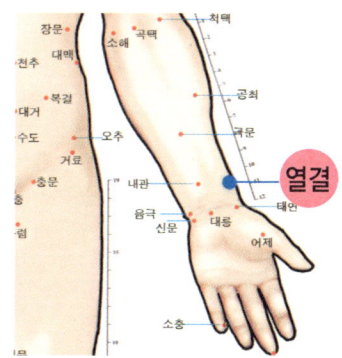

●기침 · 담 · 만성기관지염 · 두통 치료법

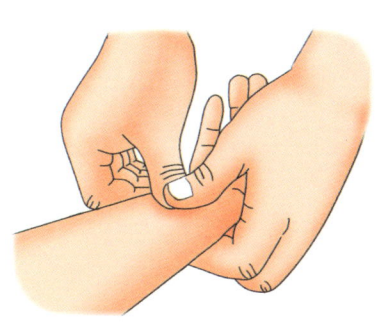

☞열결 혈은 그림처럼 엄지손가락을 포개서 강하게 꾹꾹 눌러 준다.

참고: 침은 2푼을 놓고, 3번 숨쉴 동안 꽂아 두고, 뜸은 7장을 뜬다.

140 음극(陰郄) — 신경 줄기 사이의 경혈

이 경혈은 가슴이 두근거리거나 숨이 차는 증상에 매우 효과적이며, 또한 명치의 통증이나 코막힘, 피로한 눈, 아이들의 경련, 혈액 순환불량 등에도 그 효과를 발휘한다.

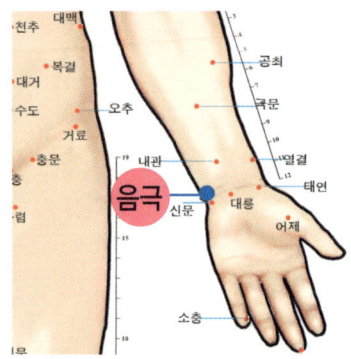

● 심장의 증상·코피나 위의 출혈 치료법

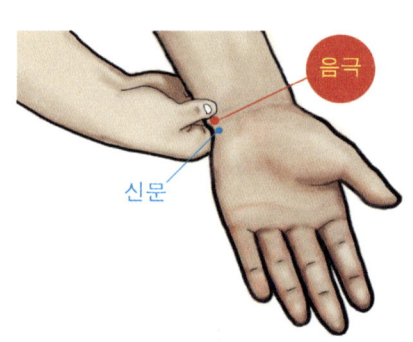

☞ 이 경혈은 침이나 뜸으로 치료를 하지만, 지압의 자극만으로도 효과가 있다.

협심증 발작시에 이 음극 혈을 압박하면 통증을 완화시킬 수 있다.

참고 침은 3푼을 놓고, 뜸은 7장을 뜬다.

141 온류(溫溜) — 기의 흐름을 돕는 경혈

이 경혈은 손과 발의 근육통이나 신경통, 어깨에서 팔꿈치나 등에 걸친 통증, 반신불수·치통·치질·구내염·안면마비 등에 효과를 발휘한다.

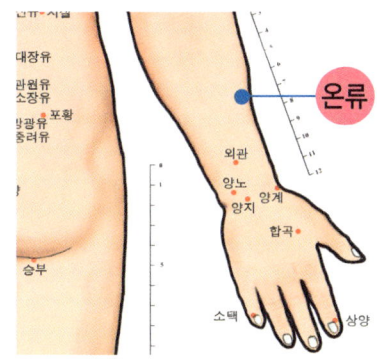

●손과 발의 증상·조울증 치료법

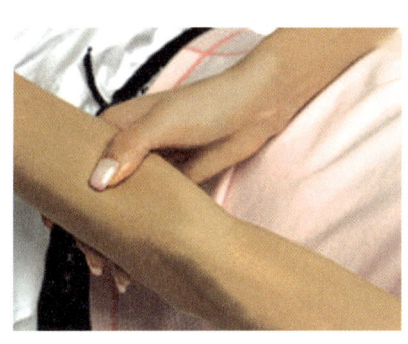

☞지압 요령은 이 경혈 주변의 자극법과 비슷하다.

참고 침은 3푼을 놓고, 뜸은 3장을 뜬다.

142 외관(外關) — 손등 쪽과 연관된 경혈

이 경혈은 난청이나 귓볼에 생긴 질환 등에 매우 효과가 있다.

또한, 뇌졸증에서 손과 발의 마비나 통증, 반신불수 등에도 효과가 있다.

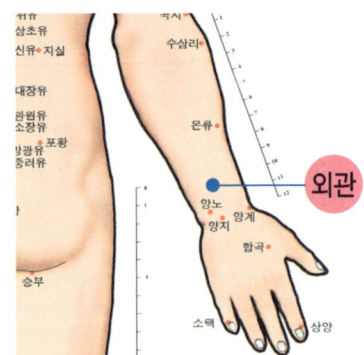

●난청, 손가락·팔의 통증 치료법

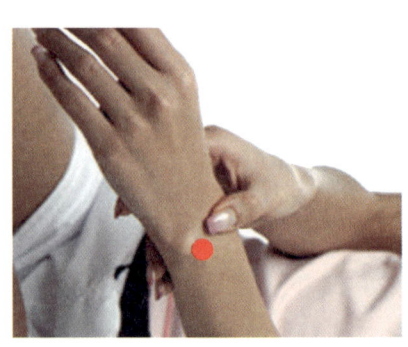

☞지압 요령은 주변의 경혈 지압법과 비슷하다.

참고 침은 3푼을 놓고, 7번 숨쉴 동안 꽂아 두며, 뜸은 3장을 뜬다.

143 양로(養老)

노인을 돕는 경혈

이 경혈은 얼굴이나 등에 생기는 종기에 특효가 있다.

또한 피로에서 오는 침침한 눈이나 시력 저하, 귀의 통증·어깨나 팔꿈치에 오는 통증에도 이용되고 있다.

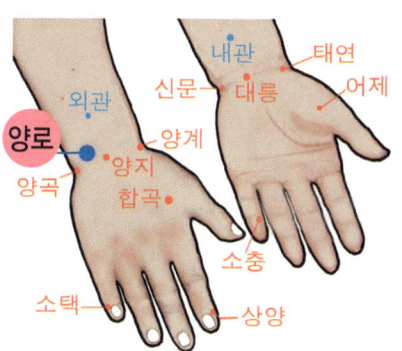

● 탱탱한 피부를 만드는 치료법

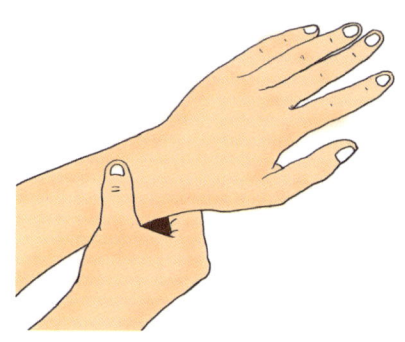

☞ 지압 요령은, 엄지 손가락을 양로 혈에 대고 다른 손가락으로 손목을 잡은 다음 누르면 통증이 따르나 힘을 주어 누르면서 비벼 준다. 양손 모두 아침과 밤에 2회, 1분씩 지압한다.

> **참고** 명칭 그대로 이 경혈은 노인을 양육한다는 뜻으로, 노인의 보양 뜸을 뜨는 장소이다. 침은 3푼을 놓고, 뜸은 3장을 뜬다.

144 소충(少衝)

새끼손가락을 돕는 경혈

이 경혈은 심장병에 뛰어난 효과가 있는 것으로 알려졌으며, 특히 새끼손가락이 아픈 경우에 잘 듣는다.

그 밖에 손과 입이 화끈거리거나 가슴이 답답한 증상, 구토 후 목의 갈증 등에도 효과를 본다.

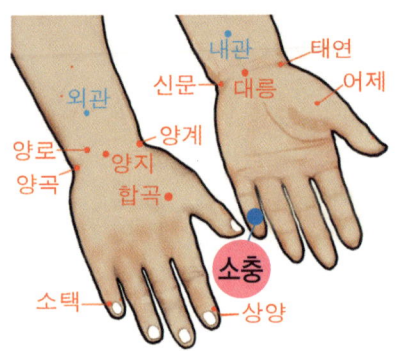

● 심장의 병 · 두근거리는 증상 치료법

☞ 지압 요령은 엄지와 집게손가락으로 돌려가며 눌러 준다.

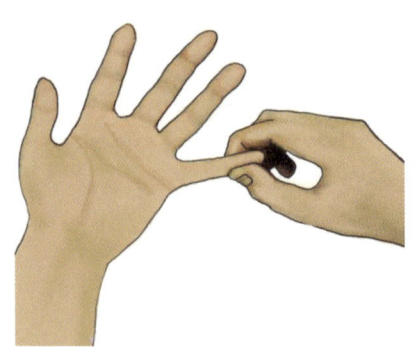

참고 이 경혈은 특히 가슴병에 잘 듣는 전중 혈과 함께 뜸을 뜨면 가슴이 벌렁거리는 증상에 뛰어난 효과를 기대할 수 있다.

145 신문(神門)

심장 관통의 경혈문

이 경혈은 심장의 이상 유무를 아는 데 매우 중요한 곳이다. 따라서 가슴이 두근거리는 증상이 남달리 심할 때 활용되는 경혈이다.

또, 쉬 피로하거나 나른하고 마디마디가 아픈 증상에 매우 탁월한 효과가 있다.

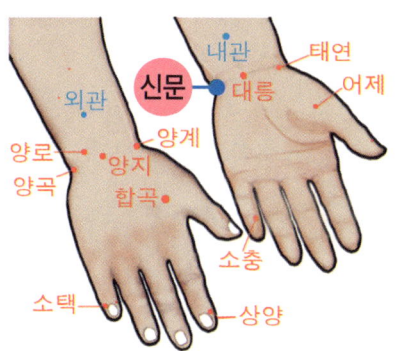

● 손이 차고 얼굴이 화끈거리는 증상 치료법

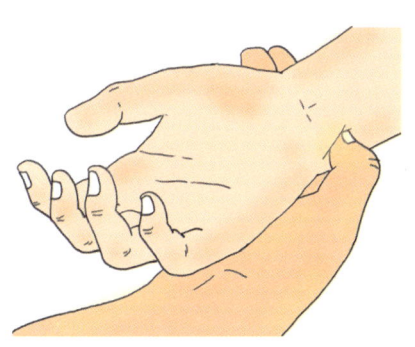

☞ 지압 요령은, 환자는 손바닥을 위로 향하게 펼치고 시술자는 그 손바닥을 아래에서 건져 올리듯이 손목을 잡고 신문 혈에 엄지손가락을 대고 힘을 가해 누른다.

> **참고** 동양의학에서 신령(神靈)이 머무는 곳을 심장이라 부르니, 곧 이 경혈의 명칭은 마음에 머무는 심장을 관통하는 문이 되는 것이다.

146 대릉(大陵) — 손목 경계선을 돕는 경혈

이 경혈은 매우 넓게 활용된다.

손바닥이 화끈거리거나 팔의 통증과 저림, 만성관절 류마티즘·반신불수, 겨드랑이 밑이나 목의 부종·명치의 통증, 심신증이나 히스테리 등에 효과를 발휘하기 때문이다.

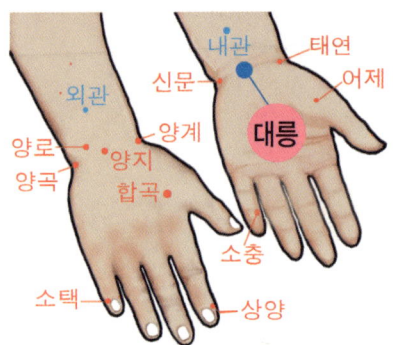

●손목이 삐었거나 관절의 통증 치료법

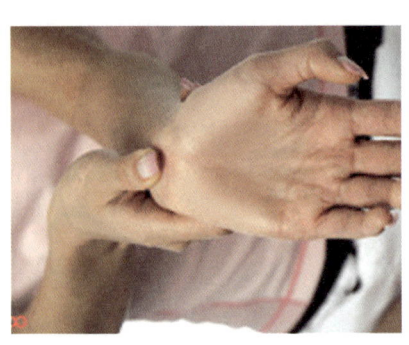

☞ 지압 요령은, 엄지손가락의 관절을 직각으로 구부려 대릉 혈을 지압한다.

참고 아침에 일어나 대릉 혈과 양지 혈을 함께 지압하는 것을 습관화하면 굳어진 손가락을 바로 풀 수 있으며 자유롭게 움직일 수 있게 된다.

147 태연(太淵) — 폐의 기능을 돕는 경혈

이 경혈은 폐의 기능을 도와 줌으로써 기침이나 담, 가슴의 통증 등 호흡기 계통 질환에 효과가 뛰어나다.

그 외에 소화기계의 질환에도 이 경혈을 이용하면 효과를 거두기도 한다.

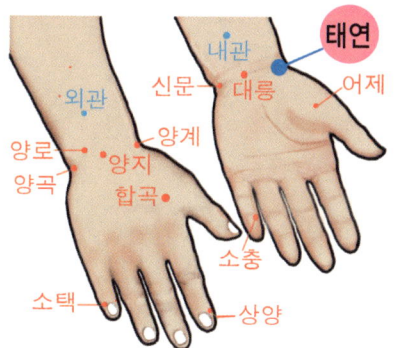

●관절의 통증·호흡기계의 질환 치료법

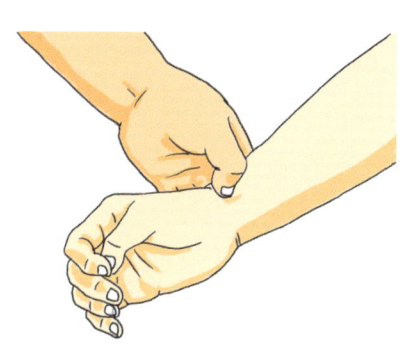

☞지압 요령은, 시술자가 엄지손가락 관절을 직각으로 구부려 누르면서 돌리듯이 태연 혈을 지압한다. 계속 환자의 엄지손가락에서 새끼손가락까지 차례대로 주무르면 더욱 효과가 있다.

참고 침은 2푼을 놓고, 뜸은 3장을 뜬다.

148 어제(漁際) — 엄지손가락 끝의 경혈

이 경혈은 위장의 상태를 색으로 판단할 수 있는 기능이 있다.

위장이 탈이 나면 파란 줄기가 나타나고, 간장에 이상이 생겼을 때는 이 경혈이 빨갛게 변하며, 만성질환에는 경맥이 검게 보인다.

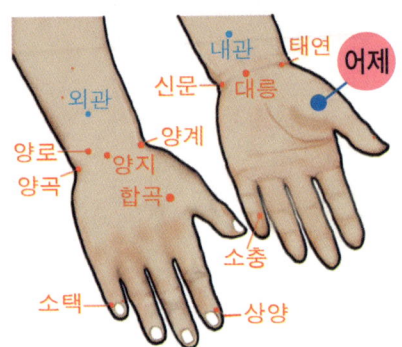

● 위장과 간장의 증상 치료법

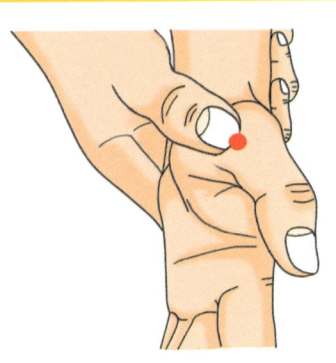

☞ 지압 요령은 엄지로 어제 혈을 4초간 누른 다음 4초간 쉰다. 왼손도 같은 요령으로 실시한다.

참고 침은 2푼을 놓고, 3번 숨쉴 동안 꽂아 두며, 뜸은 뜨지 말아야 한다.

149 상양(商陽)

손등을 돕는 경혈

이 경혈은 명치가 답답한 증상이나 심한 설사 증상에 뛰어난 효과를 본다.

그리고 기침이나 담·귀울음·난청, 피로한 눈, 시력저하, 치통, 가슴이 답답한 증상 등에도 활용할 수 있는 경혈이다.

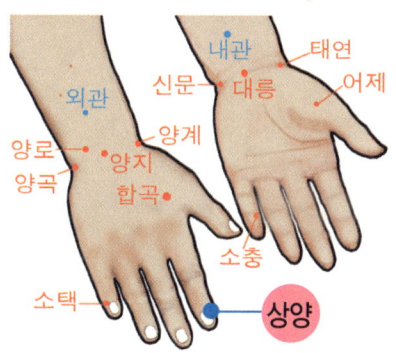

● 명치가 답답할 때 · 감기에 의한 설사 치료법

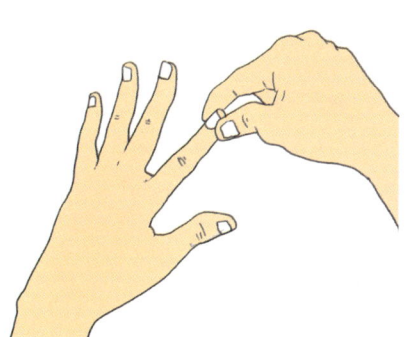

☞ 지압 요령은 엄지와 검지로 손톱 뿌리의 양쪽을 잡고 세게 누르면서 주물러 준다. 손가락 끝 쪽으로 잡아당겼다가 탁하고 놓아 주면 더욱 효과적이다.

참고 침은 1푼을 놓고, 1번 숨쉴 동안 꽂아 두고, 뜸은 3장을 뜬다.

150 합곡(合谷) — 몸의 순환을 돕는 경혈

이 경혈은 응용범위가 너무 광범위하고 폭넓게 효과를 거두는 경혈이므로 일일이 열거하기가 힘들 정도이다.

몸 전체에 걸친 모든 증상에 효과가 있다는 말로 대신하겠다.

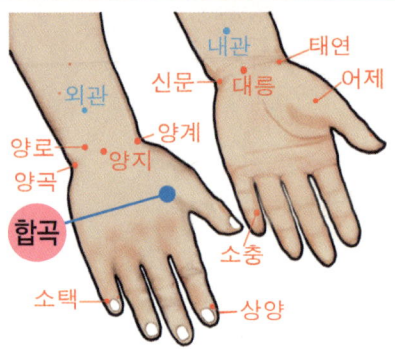

● 치통·두통·위경련·복통·설사 치료법

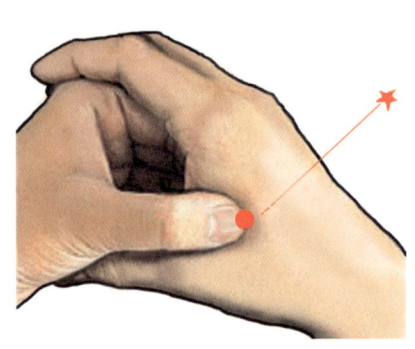

☞ 엄지손가락을 합곡혈에 대고 손을 쥐듯이 하며 기분 좋게 느껴지는 세기로 지압하면서 양손 각각 2~3분 정도 쥐었다 풀었다를 반복한다.

참고 치통에는 합곡 부위를 가볍게 꼬집어 벌겋게 될 때까지 주물러 준다. 고무줄로 이쑤시개를 묶어 콕콕 찌르거나 눌러도 좋다.

151 양계(陽谿) — 손등을 지키는 경혈

이 경혈은 호흡곤란·기침, 차가운 증상 등의 치료에 효과가 있다.

그 밖에 목의 통증·치통, 손목의 통증, 귀울음·난청, 중풍·반신불수 등에도 효과가 있다.

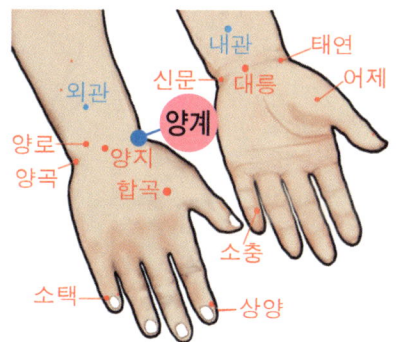

● 호흡곤란·목의 통증·팔의 증상 치료법

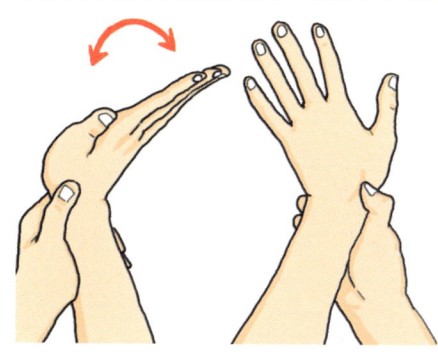

☞ 엄지손가락을 양계혈에 대고 나머지 손가락으로 손목을 잡고 "아프지만 기분 좋다"고 느낄 정도로 세게 누르고 문지르며 손목을 위아래로 움직여 같은 요령으로 반복한다.

참고 컴퓨터 작업을 장시간 하는 사람들에게는 지금 통증이 없을지라도 예방 차원에서 양계 혈을 자주 지압해 주면 좋다.

152 양지(陽池)

손등 못에 모이는 경혈

이 경혈은 자궁질환을 고치는 데 뛰어난 효과가 있다는 경혈로 잘 알려져 있다.

또한 통증으로 팔이 올라가지 않거나 오십견 같은, 어깨에서 팔에 걸친 증상에도 크게 효과를 본다.

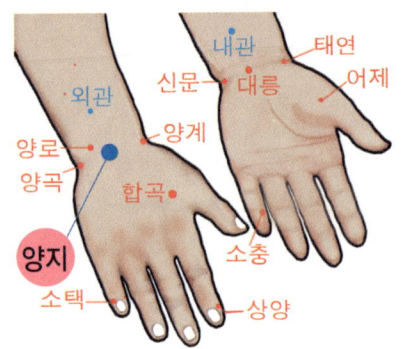

●팔의 통증 · 오십견 · 대하 치료법

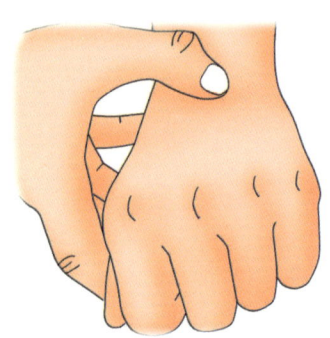

☞지압 요령은, 환자의 손목을 잡고 시술자는 엄지손가락으로 양지혈을 4초간 강하게 자극하고 4초간 쉰다. 이어 좌우 손을 바꾸어 같은 요령으로 실시한다.

참고 양지 혈에는 뜸을 뜨는 것도 좋다. 뜸을 떠서 화상을 입었거나 짓물렀을 경우에는 그 부분이 회복되기를 기다렸다가 지압을 계속하는 것이 좋다.

153 양곡(陽谷) — 손등의 계곡 경혈

이 경혈은 손목의 관절 치료에 효과가 있는 반면에 특히 양곡 혈과 마주보고 통하는 위치 선상에 있는 양계 혈과 함께 서로 상부상조하며 병을 처단하는 등 큰 효과를 거두고 있다.

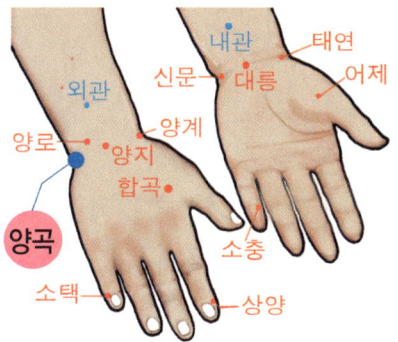

●손목의 관절·두통·치통 치료법

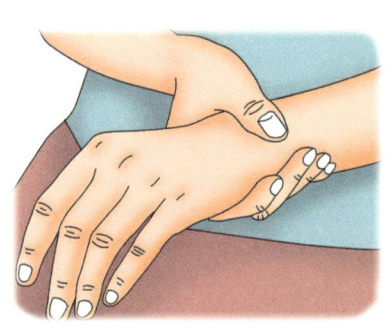

☞지압 요령은 양계 혈 지압과 비슷하다.

참고 침은 2푼을 놓고, 3번 숨쉴 동안 꽂아 두며, 뜸은 3장을 뜬다.

154 소택(少澤) 소장을 윤기 나게 하는 곳

이 경혈은 눈의 질환, 특히 백내장이나 녹내장 등에 크게 효과가 있지만, 여기에서는 그 치료 방법을 일반 가정요법으로 해결할 수 없기 때문에 당연히 전문 지압요법으로 치료하는 의사에게 맡기는 게 신상에 좋을 것이다.

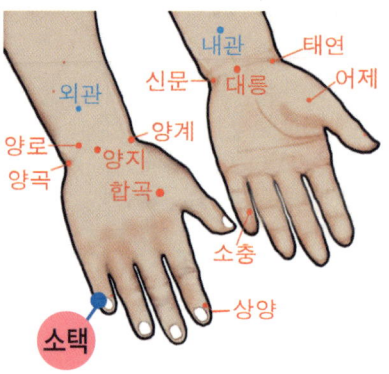

●백내장 · 녹내장 · 반신불수 치료법

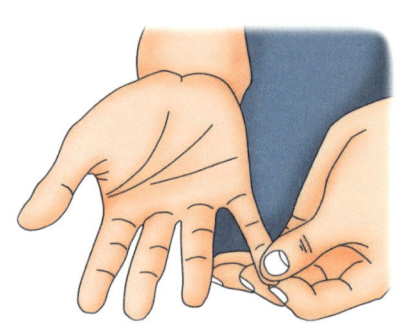

☞지압 요령은, 왼쪽의 반신불수나 마비 · 저림에는 왼쪽 소택 혈을, 오른쪽 반신불수나 마비 · 저림에는 오른쪽 소택 혈을 지압한다

참고 침은 1푼을 놓고, 2번 숨쉴 동안 꽂아 두며, 뜸은 3장을 뜬다.

다리·무릎의 경혈

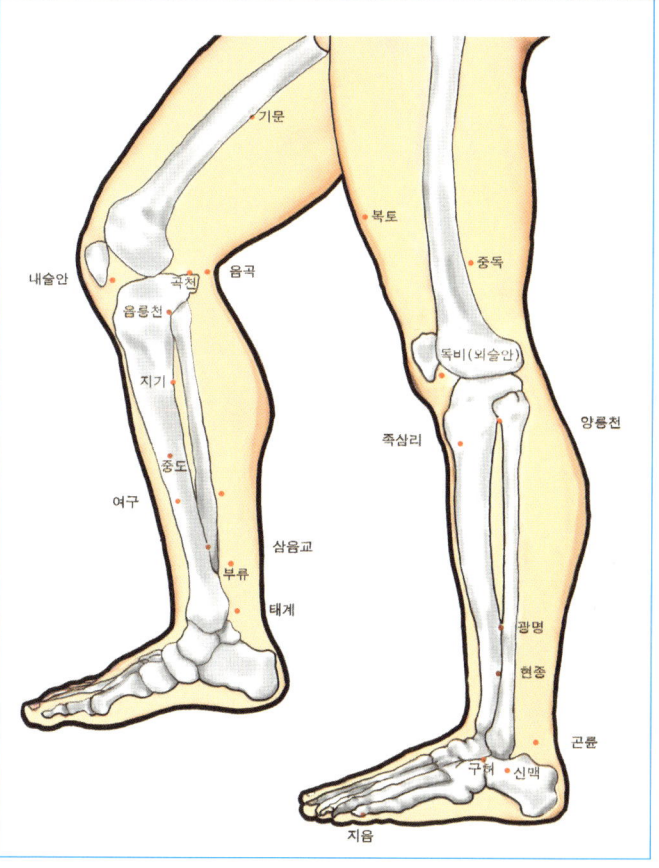

155 음렴(陰廉) — 음부 질환을 고치는 경혈

이 경혈은 부인병에 유달리 효과가 좋아 불임증에 효과가 있다는 것은 잘 알려진 사실이다.

그 밖에 고환염이나 폐경으로 인한 신경통, 하지의 통증, 임포텐츠 등에도 효과가 있다.

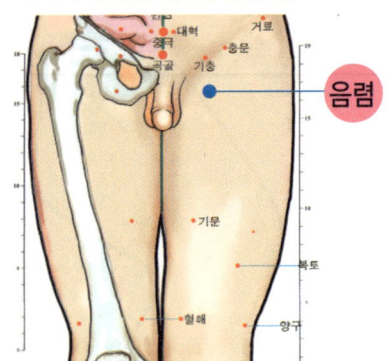

●부인병 치료법

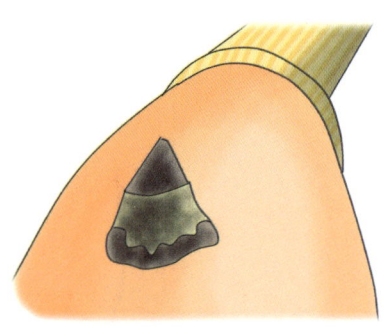

☞지압 요령은 충문혈과 비슷하며, 특히 임신을 못하는 부인이 음렴 혈에 뜸을 뜨면 임신할 수도 있다.

뜸은 3장을 뜨고, 침은 8푼을 놓는다.

참고 여기서 〈陰〉은 음부(陰部)이며, 〈廉〉은 구석이나 옆 등의 의미이다. 음렴 혈은 음부의 구석에 있으며, 음부의 병을 치료하는 경혈이다.

156 충문(衝門)

동맥을 돕는 경혈문

이 경혈은 배꼽 아래에서 명치에 걸친 급작스런 통증이나 자궁경련, 월경통에 특히 효과적이다.

그 밖에 유아의 경련이나 호흡곤란, 배에 물이 괴는 증상 등에 치료하는 경우도 있다.

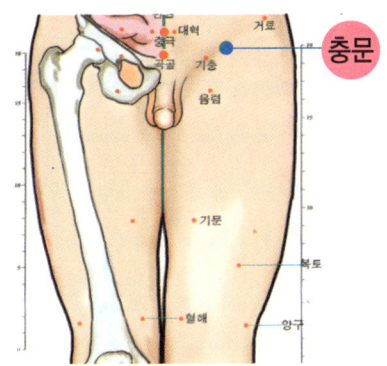

● 자궁경련 · 월경통 치료법

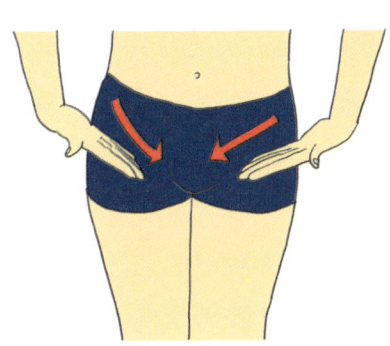

☞ 지압 요령은, 새끼손가락을 충문 혈에 대고 좌우에서 가운데로 비벼 준다. "아프지만 기분좋다"라고 느낄 정도의 세기로 허벅지가 따뜻해질 때까지 계속한다.

참고 침은 7푼을 놓고, 뜸은 5장을 뜬다.

157 복토(伏兎) — 엎드린 토끼 같은 경혈

이 경혈은 허벅지의 근육이 갑자기 수축해 끊어질 듯이 아픈 증상이나 다리병이 심각해 걸을 수 없으며, 중풍으로 반신불수가 됐을 때, 등에 효과가 있다.

그 밖에 위장의 상태가 나쁠 때 이용하는 경우도 있다.

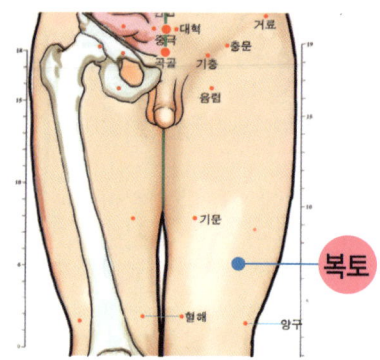

●허벅지의 경련·복부와 가슴의 통증 치료법

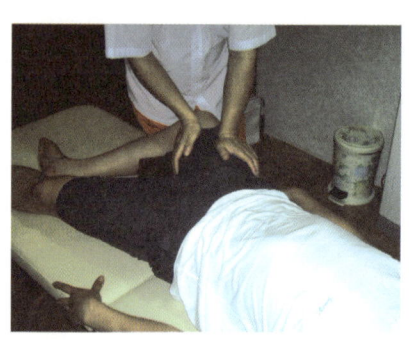

☞지압 요령은 복토혈을 천천히 누르고 문질러 준다.

참고 침은 5푼을 놓고, 뜸은 뜨지 말아야 한다.

158 기문(箕門) — 나쁜 기를 없애는 경혈

이 경혈은 근육이 갑자기 끊어질 듯이 아픈 증상이나 허벅지 통증 등에 효과가 있는 것 외에 부인병이나 남성의 생식기 질환에도 효과를 본다.

그 밖에 치질이나 변비 등에도 효과가 있다.

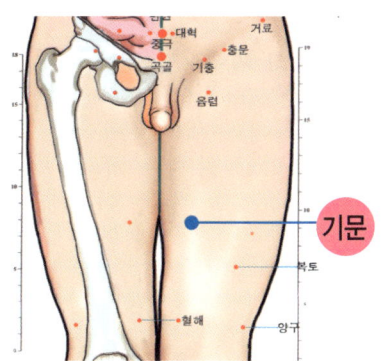

●허벅지의 경련·부인병 치료법

☞ 지압 요령은 기문 혈이나 충문 혈과 비슷하다.

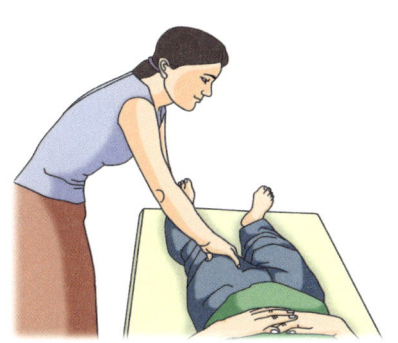

참고 뜸은 3장을 뜨고, 침은 놓지 말아야 한다.

159 혈해(血海) — 혈맥을 다스리는 경혈

이 경혈은 피의 정체를 풀어주고 혈액순환을 돕는 경혈로서 여성 특유의 생리에서 생기는 월경불순이나 월경통, 무릎 통증·허리 통증·어깨결림, 두통·저혈압 등에 매우 효과를 본다.

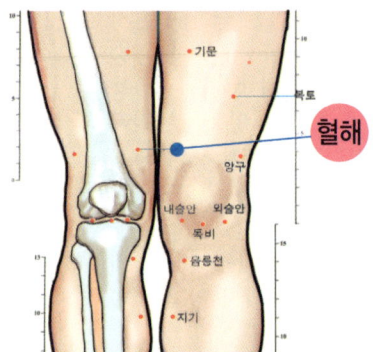

●월경불순·월경통·허리 통증·두통 치료법

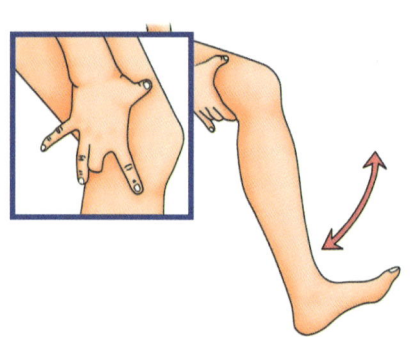

☞ 엄지손가락을 혈해혈에 대고 나머지 손가락들은 무릎 위를 잡고 대퇴골 쪽으로 2~3분간 누르면서 비벼 준다. 물론 양다리 모두 자극한다.

참고 이 경혈의 명칭은 〈피바다〉라는 뜻으로 혈맥에 관한 질병을 치료하는 경혈이다. 그 외에 갱년기장애·빈혈증·임질, 피부 미용에도 유효하다.

160 내슬안(內膝眼) — 무릎 통증 경혈

이 경혈은 무릎 통증에 매우 효과가 있기 때문에 덩달아 만성 관절류머티즘이나 변형성 무릎관절 등에도 효과를 본다.

그 밖에 요통 등의 치료에도 활용된다.

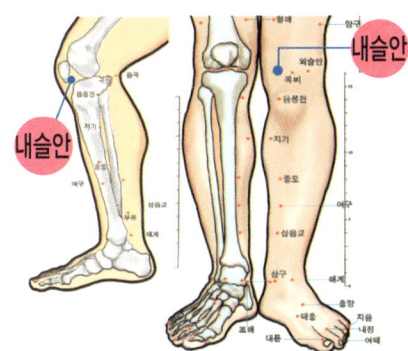

●만성 관절류머티즘 · 요통 치료법

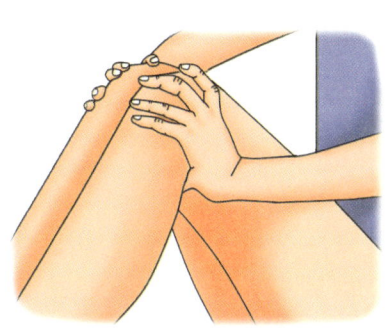

☞양손을 서로 비벼 손가락을 따뜻하게 만든 다음, 내슬안 혈을 엄지손가락이나 집게손가락 끝으로 30회씩 눌러주면 기대할 만한 효과가 나타난다. 외슬안과 함께 하면 더욱 좋다.

> **참고** 무릎 통증이 노화가 원인일 때는 내슬안 혈을, 생리적 현상일 때는 외슬안 혈을 자극하면 효과적이다. 그리고 뜸을 뜨는 것도 효과가 있다.

161 외슬안(外膝眼) — 무릎 통증 경혈

이 경혈도 내슬안처럼 무릎 통증에 효과가 크므로 치료 효과와 질환 또한 비슷하다.

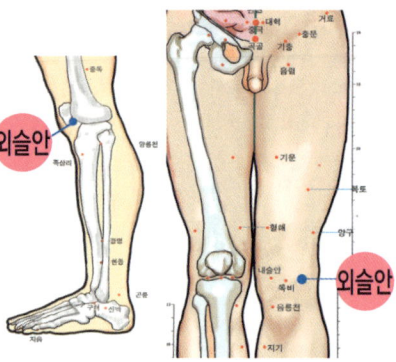

● 만성 관절류머티즘 · 요통 치료법

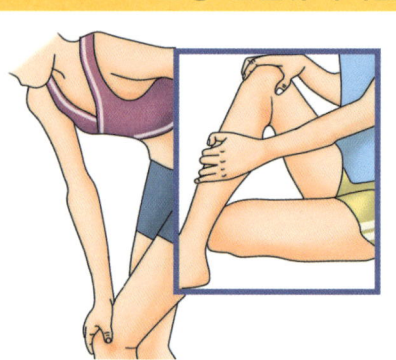

☞ 내슬안 혈처럼 양손을 서로 비벼 손가락을 따뜻하게 만든 다음 외슬안 혈을 엄지손가락이나 집게손가락 끝으로 30회씩 눌러 준다. 내슬안 혈과 함께하면 기대할 만한 효과가 나타난다.

참고 내슬안 혈에 참고로 밝혔듯이 이 경혈에도 뜸을 뜨는 것이 매우 좋다.

162 양구(梁丘) — 무릎 병을 고치는 경혈

이 경혈은 허벅지나 무릎 통증에 이용하는 것 외에 급성 요통이나 위경련 등 위의 급성 증상을 잠재우는 데도 효과가 좋다.

그리고 또 다리와 허리·무릎에 생기는 병, 반신불수·좌골신경통, 설사 등에도 사용한다.

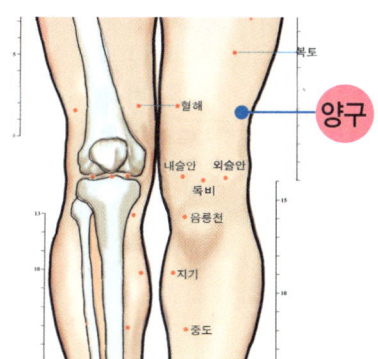

● 무릎 통증·급성 요통·위경련 치료법

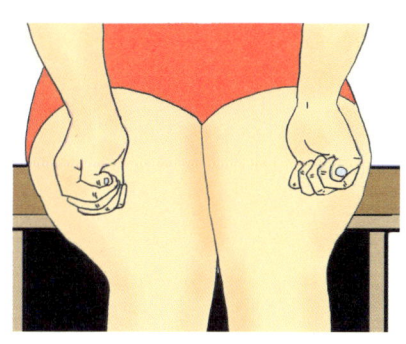

☞ 주먹을 쥐고 새끼손가락 옆으로 5~10분간 양구 혈을 비벼 주되 양다리를 동시에 마사지하면 좋다. 그 밖에 립스틱 뚜껑 등으로 자극해도 좋다.

참고 이 경혈에는 뜸을 뜨는 것이 더욱더 효과가 있다. 뜸은 3장을 뜨고, 침은 3푼을 놓는다.

163 독비(犢鼻) - 무릎 병을 고치는 경혈

이 경혈은 무릎관절염이나 관절통, 류머티즘 등의 무릎 통증을 비롯해 관절을 삐었을 경우에도 활용된다.

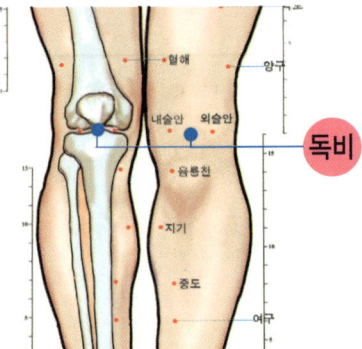

● 무릎 통증을 잠재우는 치료법

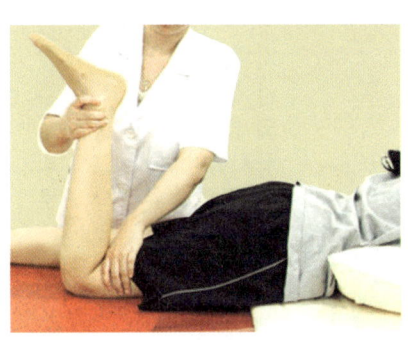

☞ 지압 요령은 비교적 간단해 엄지손가락으로 독비 혈을 지압하면 된다.

참고 내슬안·외슬안 혈과 병행해 치료하면 무릎의 통증은 물론, 무릎에 물이 괴는 등의 여러 가지 증상을 가볍게 하며, 뜸을 떠도 효과를 본다.

164 승부(承扶) — 하지의 기능을 돕는 경혈

이 경혈은 좌골 신경이 골반 속에서 밖으로 빠져 나가는 위치에 있으므로 허벅지 뒤쪽에서 다리 전체에 걸쳐 아픈 좌골신경통 등에 효과가 있다.

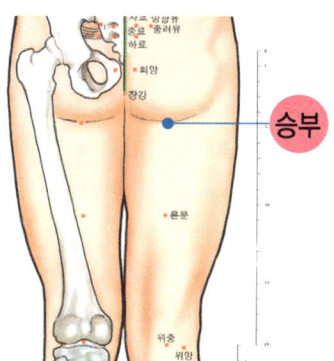

● 허벅지 뒤쪽의 치료법

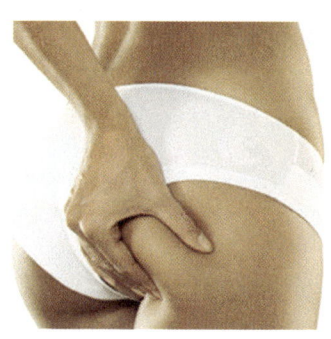

☞ 디스크나 허리 질환, 좌골신경통에는 이 승부 혈을 여러 차례 눌러 주면 효과가 있고, 근육 통증이 허벅지 안쪽에서 생겼다면 기문 혈과 혈해 혈을 지압하는 게 좋다.

참고 다리에 통증이 있을 때 이 경혈에 응어리가 생기는 것은 엉덩이 근육이 피로했기 때문이므로, 마사지하거나 뜸을 뜨면 곧 통증이 풀린다.

165 은문(殷門)

나쁜 기운을 죽이는 경혈

이 경혈은 좌골신경통의 특효로 잘 알려져 있다. 그러므로 허벅지에서 대퇴부 통증이나 나른함, 그리고 수영할 때 흔히 발생하는 경련, 즉 쥐가 났을 때 효과가 있다.

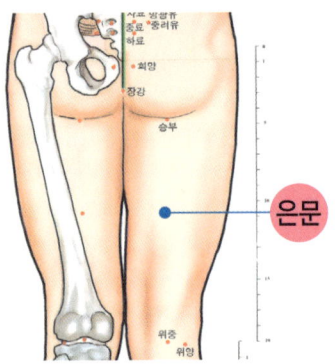

● 좌골신경통 치료법

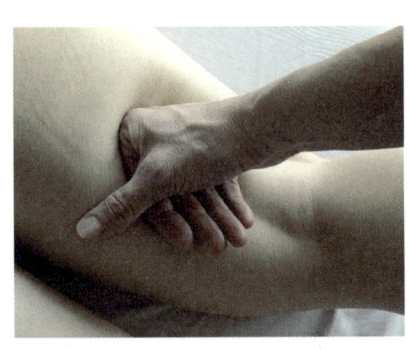

☞ 환자를 엎드리게 하고 다리를 조금 벌리게 해 좌우의 경혈을 세게 누른다.

참고 만성 좌골신경통에는 뜸을 뜨는 것이 매우 효과적이다. 반면에 뜸은 뜨지 말라는 설도 있다. 침은 5푼을 놓는다.

166 음곡(陰谷) — 성병 등을 고치는 경혈

이 경혈은 남녀의 성기 질환에 특히 효과가 있다.

남성의 경우에는 음낭이나 음부의 부종·정력 감퇴 등에 효과가 있고, 여성의 경우에는 하복부의 당김이나 생리불순·월경시 출혈이 많은 증상 등에 효과가 있다.

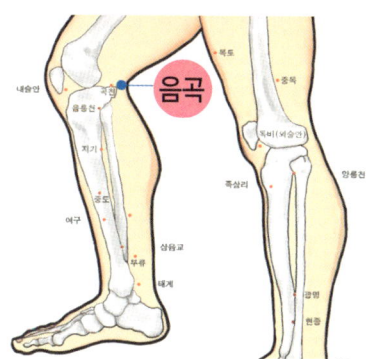

● 대하·남녀의 성기 질환·무릎이 떨리는 치료법

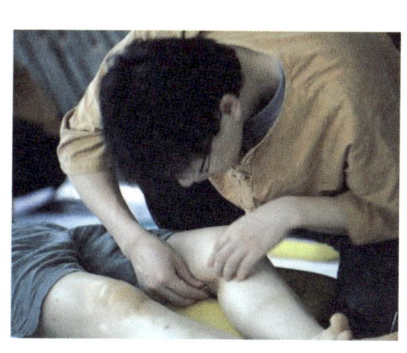

☞ 지압 요령은 환자를 엎드리게 한 다음, 환자의 무릎 뒤쪽에 있는 음곡 혈을 엄지손가락으로 지압한다.

참고 음곡이란 다리 뒤쪽의 골짜기라는 의미이다.

167 위중(委中) — 다리 통증 제거 경혈

이 경혈은 다리의 통증을 푸는 데 빠져서는 안 되는 곳으로서, 변형성 무릎 관절이나 좌골신경통·요통·종아리 경련 등에 탁월한 효능이 있다.

그 밖에 부인병이나 고혈압·뇌졸중·류머티즘 등에도 효과를 본다.

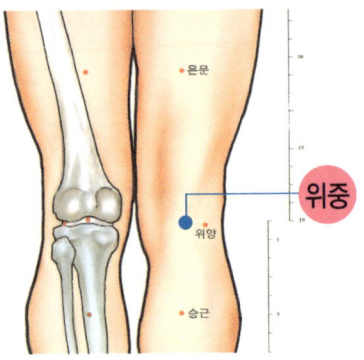

● 다리 통증이나 경련 등의 치료법

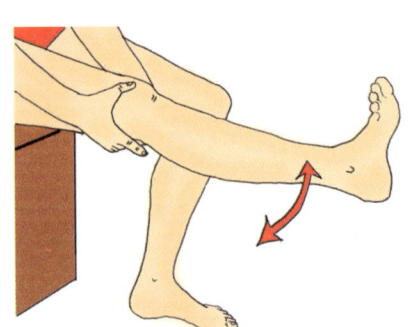

☞ 의자에 앉아 한쪽 무릎을 두 손으로 잡고 가운데 손가락을 겹쳐 위중 혈에 대고 누르면서 천천히 무릎을 펴고 구부려 준다. 이 동작을 기분이 좋을 정도로 반복한다.

참고 이 경혈에 마사지나 지압을 할 때 힘을 너무 가하지 않도록 주의해야 한다. 가볍게 어루만지는 것만으로도 만족한 효과를 보기 때문이다.

168 위양(委陽) — 무릎 병에 잘 듣는 경혈

이 경혈은 등이나 허리가 아프고 무릎 뒤쪽의 통증, 소변이 잘 나오지 않는 증세, 경련성 통증, 하복부가 딱딱한 증상, 좌골신경통, 방광염 등의 증상에 효과가 좋다.

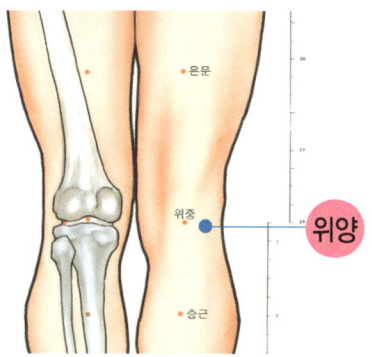

● 등이나 허리 · 무릎 뒤쪽의 통증 치료법

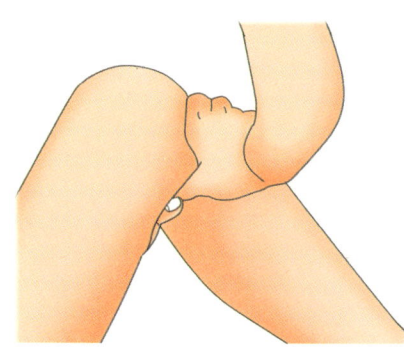

☞ 지압 요령은 환자를 엎드리게 한 다음, 무릎 뒤쪽에 있는 위양혈을 엄지손가락으로 지압해 준다.

> **참고** 위양 혈엔 마사지와 지압을 병행해 치료하는 것도 효과가 있으나 침이나 뜸으로 치료하는 것 또한 효과를 더욱 증대시킨다.

169 곡천(曲泉) — 혈액 등을 고치는 경혈

이 경혈은 묽은 변이 나오는 설사나 두 다리가 아프고 소변이 잘 나오지 않는 증상 등에 효과가 있다.

그 밖에 여러 가지 병으로 인해 생기는 다리 통증이나 정력감퇴, 특히 부인병과 연관된 병에도 효과가 있다.

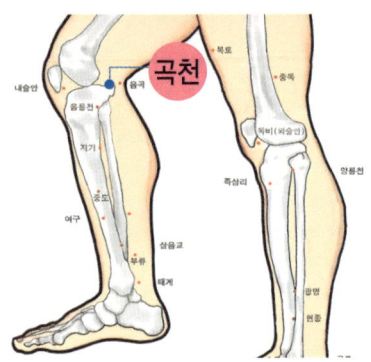

●비뇨기과 증상에 의한 통증·야뇨증 치료법

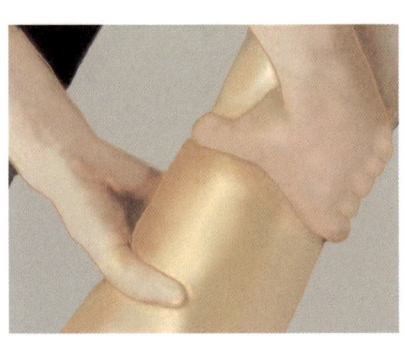

☞지압 요령은 곡천혈 주변의 혈과 비슷하다.

참고 침은 6번 놓고, 10번 숨쉴 동안 꽂아 두며, 뜸은 3장을 뜬다.

170 족삼리(足三里) 위장병 등의 경혈

이 경혈은 전반에 걸쳐 응용 범위가 넓다.

위장의 각종 증상, 간장·당뇨병·만성적인 설사나 변비 증상에 효과가 있다.

또한 호흡기 질환, 심장병·신경 쇠약·축농증 등에도 효과가 있는 무병장수의 경혈이다.

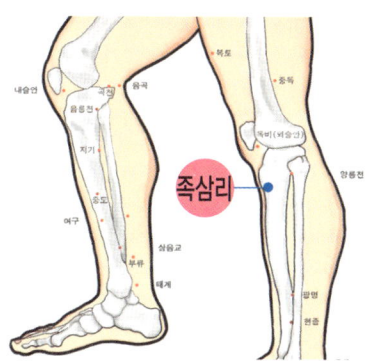

● 전반에 걸쳐 효과가 있는 무병 장수의 경혈 ★

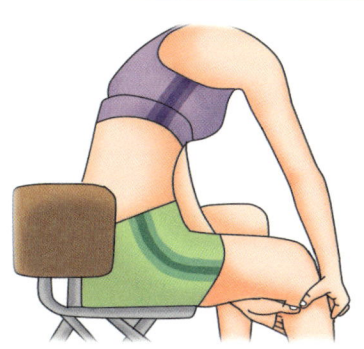

☞ 환자를 똑바로 눕게 한 자세에서 시술자는 좌우의 발을 각각 지압한다. 혼자 지압할 때는 의자에 걸터앉아 지압하면 좋다.

족삼리 혈은 무릎 아래 정강이뼈 바로 옆에 약간 오목하게 들어간 부위이다.

참고 앞에서 말한 것처럼 여러 가지 종류의 질환에 효과가 있는 족삼리는 무병장수의 경혈로 잘 알려져 있으므로 예로부터 뜸이 널리 유행되었다.

171 음릉천 (陰陵泉) — 음부의 샘 경혈

이 경혈도 족삼리 혈과 비슷하게 응용 범위가 넓다. 주로 무릎·허리·다리의 질환, 여성의 생식기·비뇨기·위장병에 사용된다.

특히 차가운 것이 원인이 되는 증상에 효과가 탁월하다. 춥게 자서 생긴 배탈·설사에 좋다.

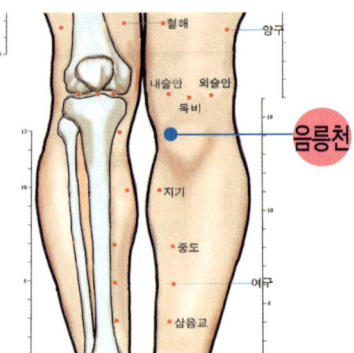

●손발이 차가운 증상·무릎·허리 통증 치료법

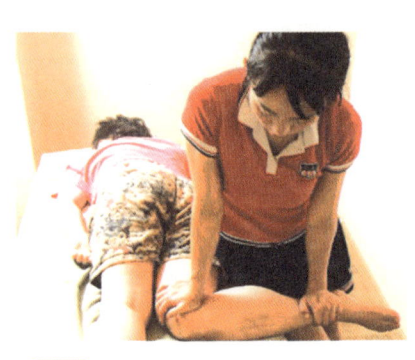

☞지압 요령은, 오목하게 들어간 음릉천 혈에 엄지손가락이 파고 들어갈 정도로 지압을 한다.

참고 여기서 통증이 너무 심할 때에는 무리하게 힘을 주어 누르지 않도록 주의해야 한다.

172 지기 (地機) — 소화 기능을 돕는 경혈

이 경혈은 정력 감퇴나 대퇴부 신경통, 하체 마비, 무릎 관절염 등에 효과가 좋다.

또, 대장염이나 소화 불량·급성위염·위궤양·위산과다·당뇨병 등에도 효능이 있다.

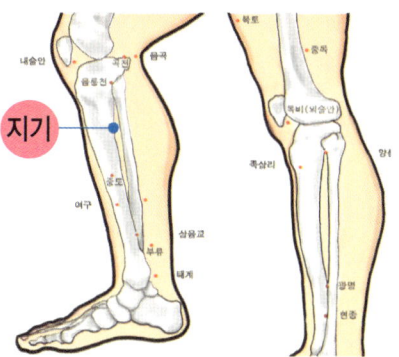

● 정력 감퇴 · 대퇴부 신경통 · 무릎 관절염 치료법

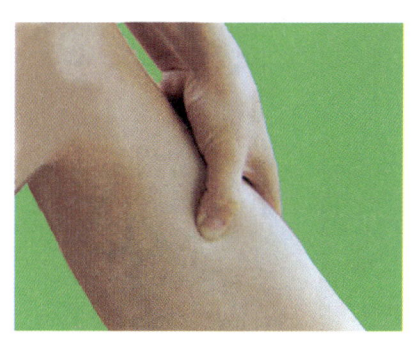

☞ 지압 요령은 음릉천혈과 비슷하다.

참고 침은 3푼을 놓고 뜸은 3장을 뜬다.

173 중도(中都) — 만성병을 다스리는 경혈

이 경혈은 만성적인 장의 질환이나 복부에 응어리가 있어 아픈 증상에 효과가 있다.

특히 여성의 경우 자궁이나 난소질환으로 출혈이 멈추지 않는 증상 등에 지혈의 특효가 있다.

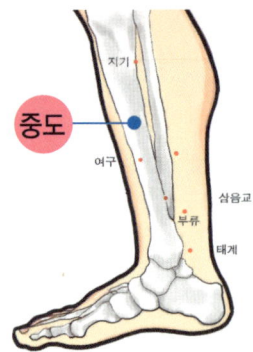

●만성적인 장의 병·무릎의 통증 치료법

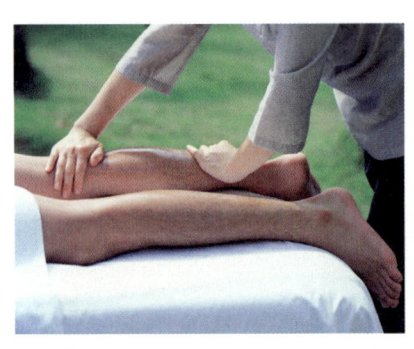

☞ 지압 요령은, 환자를 눕거나 앉게 하고 다리를 조금 벌려서 좌우의 경혈을 엄지손가락으로 지그시 점점 세게 누른다. 혼자 할 때도 자신의 엄지손가락으로 지그시 누른다.

참고 침은 3푼을 놓고, 뜸은 5장을 뜬다.

174 여구(蠡溝) 하퇴부를 다스리는 경혈

이 경혈은 소변이 잘 나오지 않거나 배꼽 아래가 딱딱하고, 하복부가 부어 아픈 증상, 숨이 막혀 등이 결리는 증상 등에 효과가 있다.

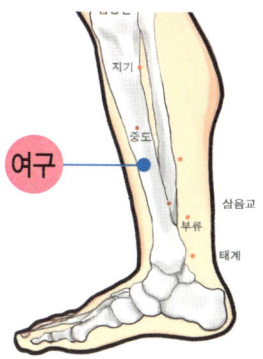

●전립선염 · 부인과계의 질환 치료법

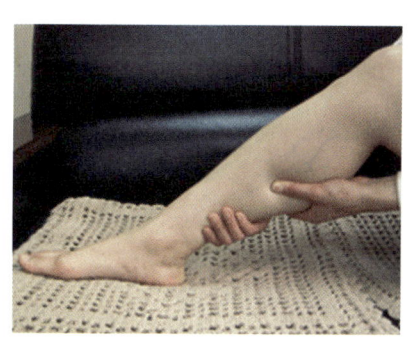

☞지압 요령은 중도혈과 비슷하다.

참고 침은 2푼을 놓고, 3번 숨쉴 동안 꽂아 두며, 뜸은 3장을 뜬다.

175 승근(承筋) — 종아리를 다스리는 경혈

이 경혈은 운동이나 수영을 할 때 갑자기 종아리나 발에 쥐가 나는 증상에 매우 효과가 있다.

또한, 허리 통증이나 변비·치질, 손과 발의 마비, 코피·구토·설사 등의 증상에도 효과가 있다.

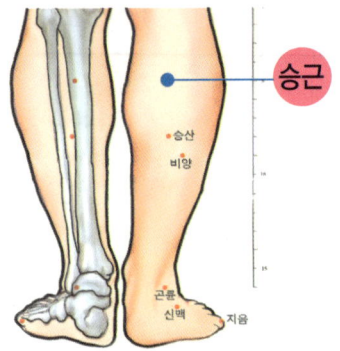

● 갑자기 종아리에 경련이 생길 때의 치료법

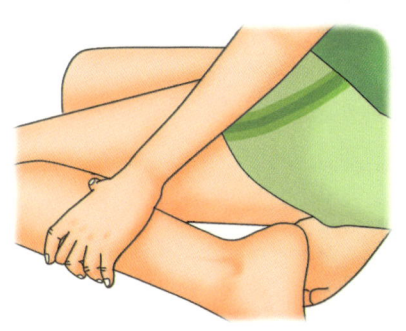

☞ 지압 요령은, 혼자 할 때는 승근 혈을 각각 가운뎃손가락으로 다리에 자극하는데, 2~3분간 마사지한다.

참고 종아리에 갑자기 쥐가 나는 증상은 습관이 되기 쉬우므로 지압으로 진정이 되었어도 꾸준히 치료하는 게 신상에 이롭다.

176 승산(承山)

근육을 다스리는 경혈

이 경혈은 승근 혈과 효능이 비슷하고, 그 외에 요통이나 너무 살이 쪄 다리가 무거운 증상에 효과가 있다. 그래서 전문가나 아닌 일반적으로 지압이나 마사지를 해도 효과를 높일 수 있다.

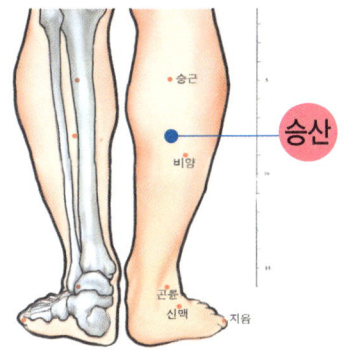

● 갑자기 종아리에 경련이 생길 때의 치료법

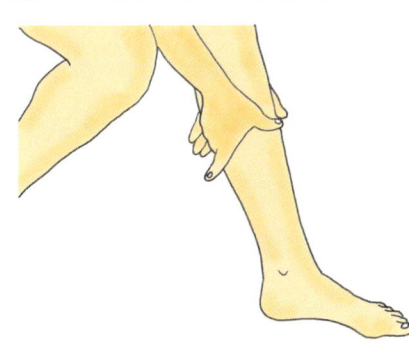

☞ 지압 요령은 승산·승근 혈을 각각 양 손의 가운뎃손가락을 겹쳐 한쪽 다리에 자극하는데, 한 경혈당 2~3분간 마사지한다.

참고 쥐가 자주 나는 사람은 매일 이 경혈을 자극하면서, 자극과 함께 장딴지를 비비거나 발목 돌리기 운동을 함께 하는 게 좋다.

177 비양(飛陽)

다리 질환에 잘 듣는 경혈

이 경혈은 다리가 저리거나 종아리와 무릎이 아프고 발가락을 구부리거나 펼 수 없는 증상에 효과가 있다.

그 밖에 현기증, 코가 막히고 콧물이 주책없이 나오는 증상에도 매우 효과가 있다.

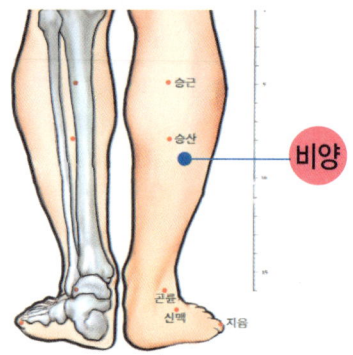

●다리 저림·무릎 통증·코막힘이나 콧물 치료법

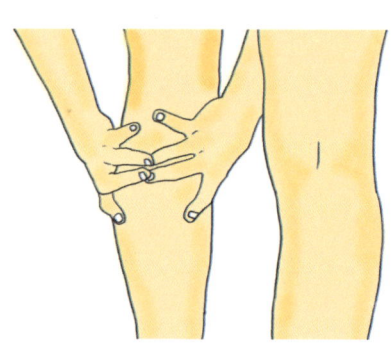

☞ 지압 요령은, 시술자의 손바닥으로 환자의 종아리를 감싸듯이 잡고 엄지손가락의 볼록한 부분으로 비양 혈을 강하게 지압한다. 혼자 할 때는 가운뎃손가락을 겹쳐 지그시 지압한다.

참고 다리 쪽의 비양 혈을 누르면 코막힘을 뻥 뚫어줄 뿐만 아니라, 이와 동반되는 머리의 무거운 증상도 완화시키는 효과를 본다.

178 축빈(築賓) - 다리 질환에 잘 듣는 경혈

이 경혈은 숙취나 멀미에 의한 구역질이나 구토, 무릎 아래에서 종아리 뒤쪽의 통증에 효과가 있다.

그 밖에 간질이나 경련, 두통·요통, 특히 전립선 질환이나 설사 등과 같은 하복부 통증에도 효과적이다.

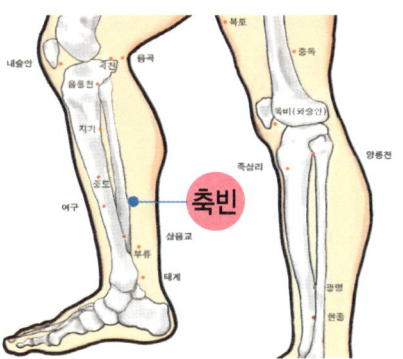

● 전립선·설사·하복부의 통증 치료법

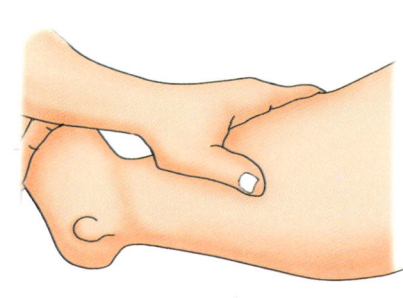

☞ 시술자는 환자의 발 끝 부분에 무릎을 대고 앉아 정강이를 잡고 안쪽으로 엄지손가락을 넣어 지압한다. 그리고 이 축빈 혈 아래에 있는 삼음교 혈과 함께 지압하면 더욱 효과적이다.

참고 침은 3푼을 놓고, 뜸은 5장을 뜬다.

179 삼음교(三陰交) 세 경혈이 교차하는 곳

이 경혈은 비장·간장·신장의 기능에 효과가 있어 부인병·월경불순·자궁내막증, 갱년기 장애에 동반되는 여러 가지 질환에 효과가 있다. 그 외에 당뇨병이나 요도염·위염, 다리가 차가운 증상과 통증 등에도 효과가 있다.

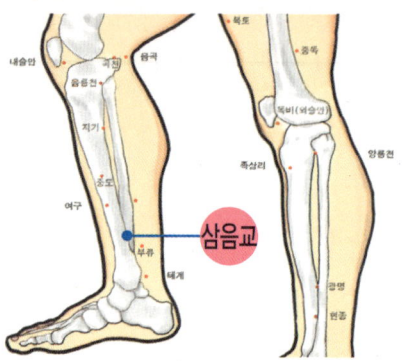

● 전반에 걸쳐 효과가 있는 무병 장수의 경혈 ★

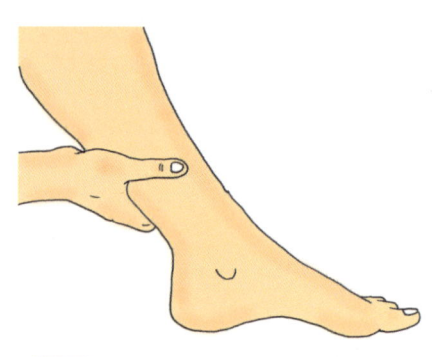

☞ 엄지손가락을 삼음교 혈에 대고 뼈 쪽을 누르면서 비벼 준다. 그 밖에 드라이어 등으로 따뜻하게 해 주면 더욱 효과적이다. 양다리 모두 2~3분간 자극해 주면 만사 오케이!

참고 예로부터 남녀의 허약 체질이나 부실한 위를 개선하고 건강을 위해서 뜸을 뜨는 것으로 알려졌으며 족삼리와 함께 심신을 건강하게 만든다.

180 태계(太谿) — 원기를 조절하는 경혈

이 경혈은 운동이나 수영 중에 갑자기 생기는 종아리 경련, 다리의 관절을 삐거나 통증 등 다리 질환에 효과가 있고, 현기증·어지럼증·귀의 통증·중이염, 만성적인 관절류머티즘, 월경통·방광염, 기관지염 등에도 효과가 있다.

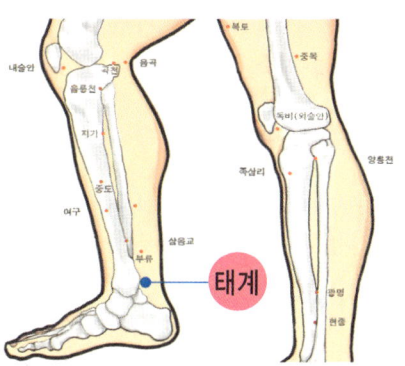

●종아리의 경련·다리의 통증 치료법

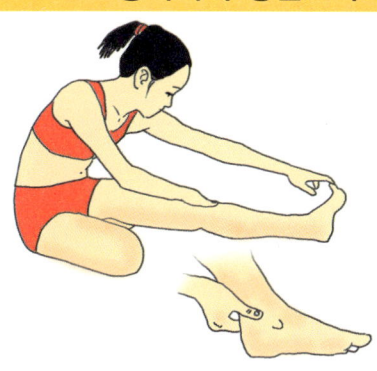

☞ 1, 한 쪽 손으로 쥐가 난 다리의 무릎을 누르고 다른 한 손으로는 천천히 발가락을 몸 쪽으로 끌어당긴다.

2, 태계 혈을 계속 자극하면서 엄지손가락을 태계에 대고, 남은 손가락으로는 발목을 잡는다.

참고 그리고 엄지손가락에 힘을 주어 2~3분 정도 리듬감 있게 누르면서 주무르면 곧 언제 그랬느냐는 식으로 멀쩡해진다.

181 부류(復溜) — 나쁜 기가 반복되는 경혈

이 경혈은 여성의 하복부 통증이나 월경통 등 부인병에 효과가 있기 때문에 불임증 치료에도 활용된다.

그 밖에 귀의 통증이나 치통, 손과 다리의 부종에도 효과를 본다.

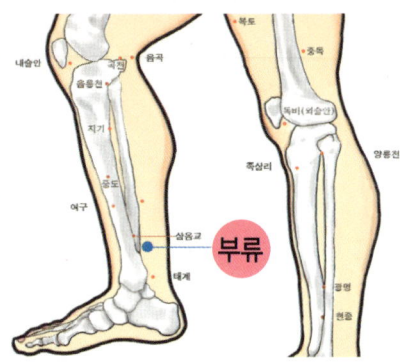

● 월경통 · 냉증 · 불임증 · 귀의 통증 치료법

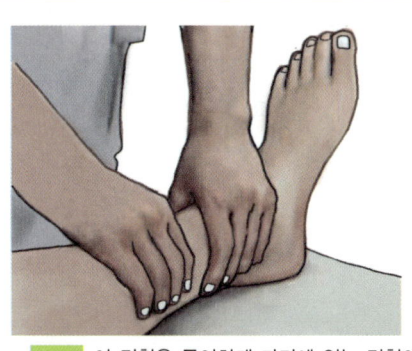

☞지압 요령은, 시술자는 손바닥으로 환자의 발목을 잡고 엄지손가락으로 부류 혈을 세게 누른다.

참고 이 경혈은 특이하게 다리에 있는 경혈이면서 다리병과 함께 귓병에도 잘 듣는다. 그래서 다리 경련이 전문인 태계도 함께 지압하면 더욱 더 효과를 본다.

182 곤륜(崑崙) 다리 질환에 잘 듣는 경혈

이 경혈은 좌골신경통이나 다리 관절염·류머티즘·아킬레스건의 염증, 현기증·구역질·두통·어린이의 경련·눈의 통증·코막힘, 어린이의 발열·설사 등 여러 가지 증상에 효과를 본다.

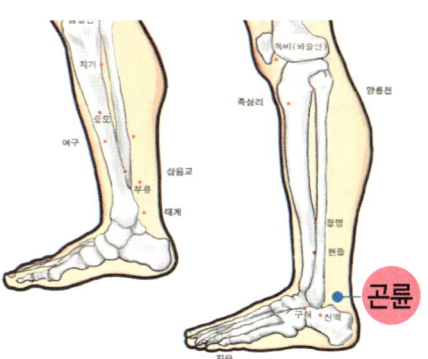

●좌골신경통·현기증·코막힘 치료법

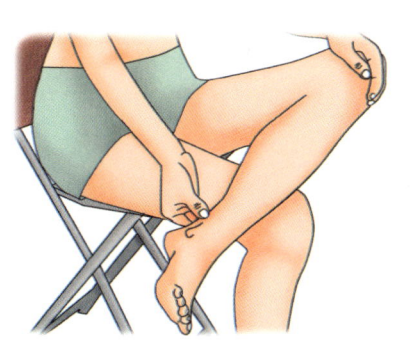

☞지압 요령은, 엄지손가락으로 주무르듯이 곤륜 혈을 지압하면 되는데 발목의 앞쪽을 손바닥으로 펼쳐 잡으면 지압하기가 쉽다.

참고 침은 5푼을 놓고, 10번 숨쉴 동안 꽂아 두며, 뜸은 5장을 뜬다.

183 신맥(申脈) — 경맥을 다스리는 경혈

이 경혈은 발목의 통증이나 두통이나 현기증 등에 효과가 있다.

그 밖에 다리의 관절염·류머티즘 치료에도 빠지지 않는 경혈이다.

특히 허리와 연관된 질환에는 특효이다.

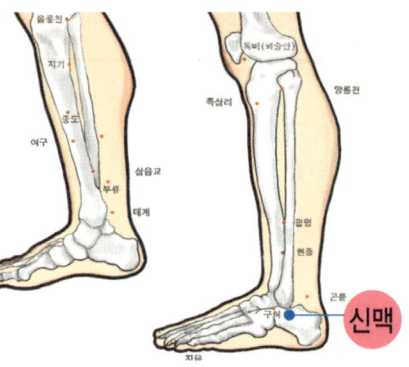

●발목의 통증·두통·현기증 치료법

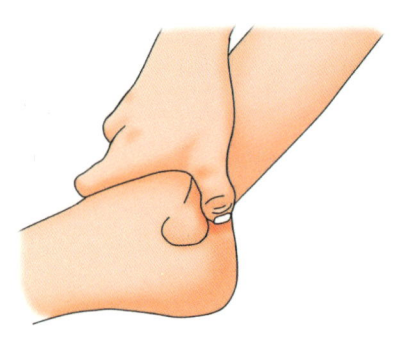

☞지압 요령은 곤륜혈과 비슷하다.

참고 침은 3푼을 놓고, 뜸은 뜨지 말아야 한다.

184 중독(中瀆) — 다리 병에 잘 듣는 경혈

이 경혈은 주로 다리 질환에 효과가 있다.

특히 오한·좌골신경통·반신불수·요통, 대퇴부 근육의 통증이나 마비되는 증상에도 효과가 있다.

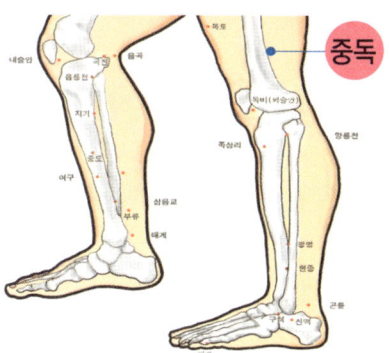

●다리의 질환·좌골신경통 치료법

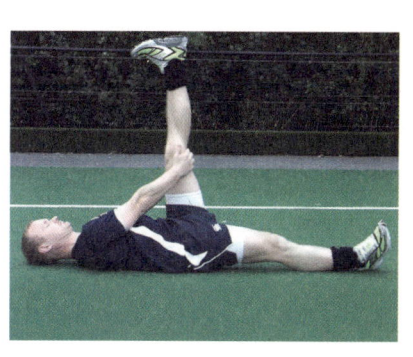

☞ 지압 요령은, 엄지손가락으로 주무르듯이 중독 혈을 지압하면 되는데 발목의 앞쪽을 손바닥으로 펼쳐 잡으면 지압하기가 쉽다.

참고 침은 5푼을 놓고, 7번 숨쉴 동안 꽂아 두며, 뜸은 뜨지 말아야 한다.

185 양릉천(陽陵泉) 몸 표면 경혈

이 경혈은 머리 표면의 부종, 다리에 관한 질환에 좋은 효과를 발휘한다.

그 밖에 좌골신경통·비골신경통·소아마비, 요통, 명치의 통증, 습진·고혈압 등에도 효과를 본다.

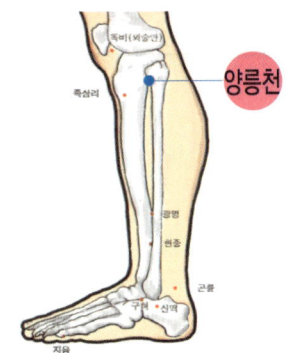

●다리에 관한 전반의 증상 치료법

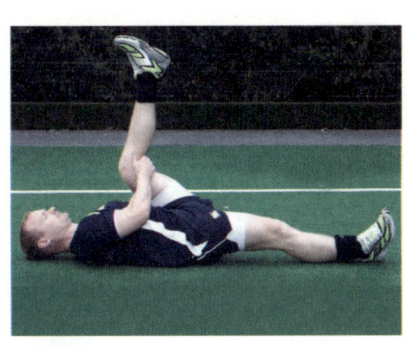

☞지압 요령은 중독혈과 비슷하다.

참고 침은 6푼을 놓고, 10번 숨쉴 동안 꽂아 두며, 침에 감이 오면 뺀다. 뜸은 7~49장까지 뜰 수 있다.

186 광명(光明)

증상이 분명한 경혈

이 경혈은 열은 있는데 땀이 나지 않거나 열이 체내에 쌓이는 등 머리 부분에 증상이 있을 때 효과가 있다.

그 밖에 백내장, 시력 감퇴에 따른 눈병, 특히 노이로제, 다리의 신경통 등에도 자주 활용되고 있다.

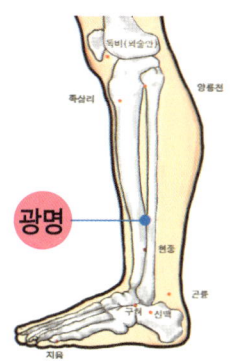

●머리의 증상·다리의 신경통 치료법

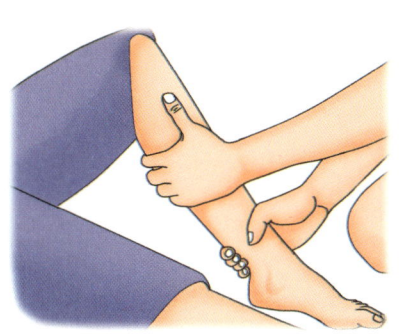

☞지압 요령은 양릉천혈과 비슷하다.

참고 침은 6푼을 놓고, 7번 숨쉴 동안 꽂아 두며, 뜸은 5장을 뜬다.

187 현종(懸鐘) — 다리 병에 잘 듣는 경혈

이 경혈은 배가 당기고 위가 매스꺼려 식욕이 없어지거나 다리나 등의 신경통·중풍 등에 효과를 본다.

또한 치질의 출혈이나 뇌내출혈·코피, 뒷목의 결림, 위의 상태가 약해졌을 때에도 효과가 있다.

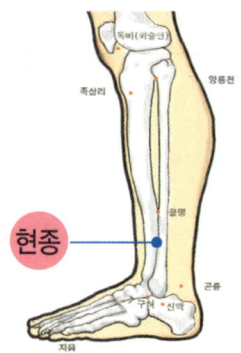

●식욕 부진·다리의 증상 치료법

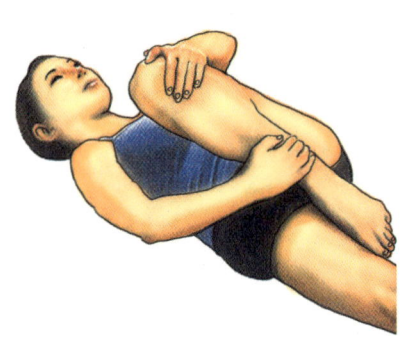

☞지압 요령은 광명혈과 비슷하다.

참고 침은 6푼을 놓고, 7번 숨쉴 동안 꽂아 두며, 뜸은 3장을 뜬다.

188 구허(丘墟) — 발의 병에 잘 듣는 경혈

이 경혈은 다리의 근육이 말라서 혈액순환이 불량하거나 고관절 통증·종아리 경련, 목덜미의 뻐근함, 옆구리 통증에 효과가 있다.

그 밖에 현기증이나 좌골신경통·요통, 만성 담낭염·담석증 등에도 효과를 본다.

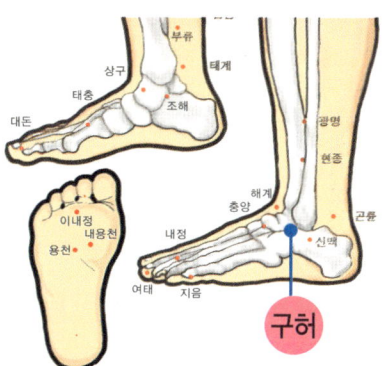

● 발목을 삐었을 때의 치료법

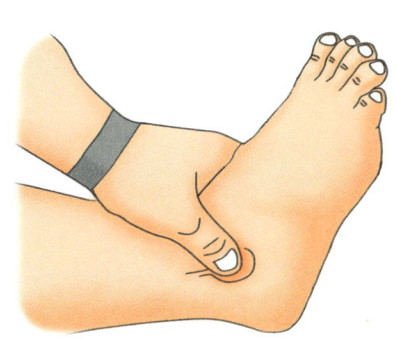

☞ 엄지손가락으로 구허 혈을 가볍게 어루만지듯이 누르는 등 서서히 자극을 주는 것이 요령이다.

참고 발목을 삔 즉시 얼음 찜질을 해야 한다. 발목이 많이 부어 있을 때 강하게 주무르면 안 되고 해계·조해 혈과 함께 지압을 하면 효과적이다.

189 여태(厲兌) — 원기를 돋우는 경혈

이 경혈은 명치에서 배에 걸쳐 당기거나 통증이 있고, 구역질·오한 등 여러 가지 증상에 효과가 있다.

특히, 황달이나 복막염·당뇨병, 안면 신경 마비, 편도선 등의 치료에도 효과를 본다.

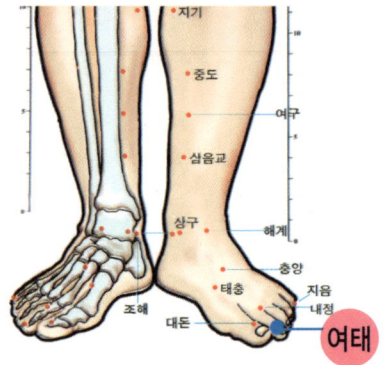

● 명치와 위에 관한 증상 치료법

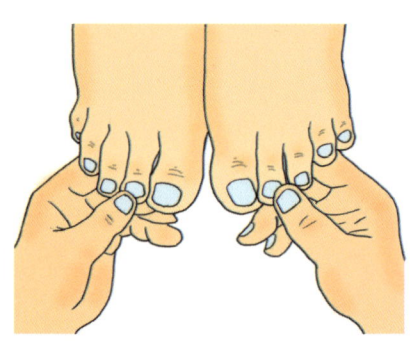

☞ 지압 요령은 양쪽 두 번째 발가락의 발톱 옆에 있는 여태 혈을 손가락으로 잡고 문지르면서 누른다.

참고 침은 1푼을 놓고, 뜸은 1장을 뜬다.

190 대돈(大敦)

나쁜 기운을 뚫는 경혈

이 경혈은 배 옆부분에서 하복부·하퇴부 안쪽에 걸친 통증이나 졸도·간질, 명치의 통증, 고환이 붓거나 아픈 증상, 어린이의 경련 등에 좋다.

특히 부인병이나 남성의 성기가 고장났을 때 효과가 있다.

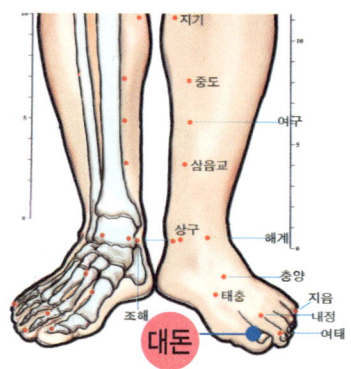

●자궁의 출혈·남성 성기의 병 치료법

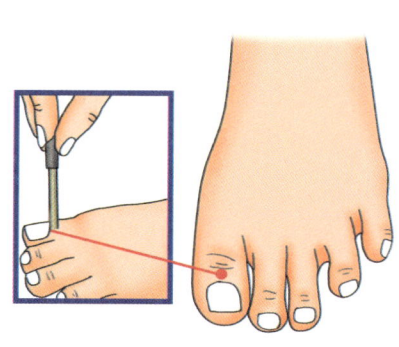

☞지압 요령은, 손보다는 이쑤시개 10개 정도를 묶어 뾰족한 부분으로 대돈 혈을 자극해 준다.

참고 침은 3푼을 놓고, 6번 숨쉴 동안 꽂아 두며, 뜸은 3장을 뜬다.

191 내정(內庭) — 다리 병을 다스리는 경혈

이 경혈은 다리나 무릎의 통증과 마비 등에 효과가 있다.

또한 일반적으로 위장병이나 설사, 안면 신경 마비, 치통, 노이로제 등에도 효과를 본다.

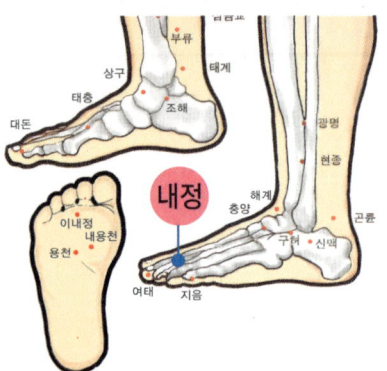

● 다리나 무릎의 통증 치료법

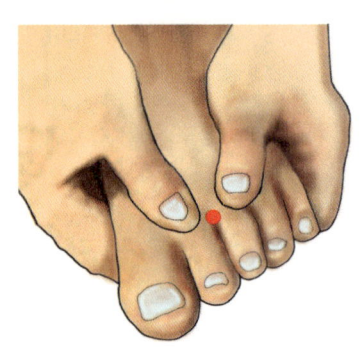

☞ 지압 요령은, 여태혈이나 대돈 혈과 같은 방법으로 응용하면 된다.

> **참고** 이 내정 혈은 만성적인 병이 있는 사람에게는 뜸을 뜨면 치료 효과가 매우 좋으므로 적극 권한다.

192 태충(太衝) — 동맥 질환을 찌르는 경혈

이 경혈은 자궁질환, 전립선염·요도염 등에 효과가 있다.

그 밖에 흉막염·늑간 신경통, 현기증·귀울음·난청, 시력저하, 요통, 만성 간장병, 습진 등에도 그 효과를 발휘한다.

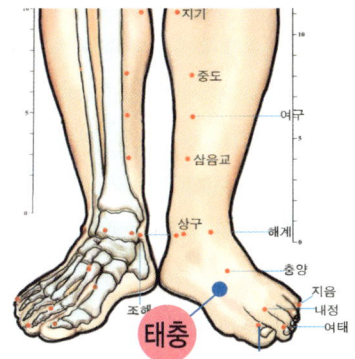

● 몸이 상쾌해지는 치료법

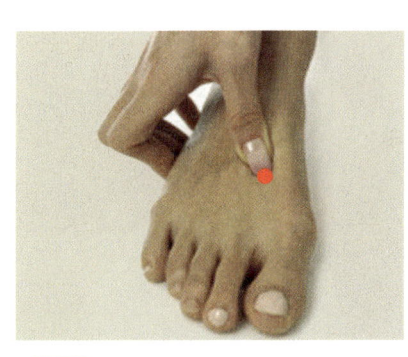

☞ 걸상에 앉아 있을 때는, 발등의 제일 높은 부분에서부터 발가락 부분까지 다른쪽 발의 발꿈치로 약간 세게 훑어내린다. 양쪽 발을 각각 30회 정도씩 자극한다.

참고 태충 혈은 발의 합곡이라고도 불리는 만능 경혈로, 졸음을 막는 것뿐만 아니라 갱년기 장애와 간장의 기능을 향상시키는 효과도 있다.

193 충양(衝陽) — 발의 질환에 잘 듣는 경혈

이 경혈은 식욕부진이나 위에 고장이 났을 때, 설사, 안면 신경마비·반신불수, 발이나 등의 부종·치통·오한 등에 효과가 있다.

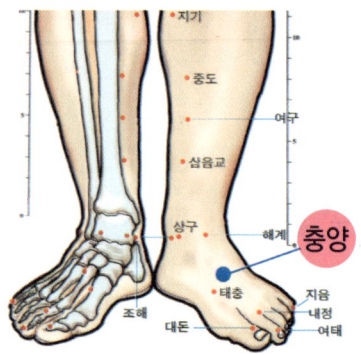

● 식욕 부진 치료법

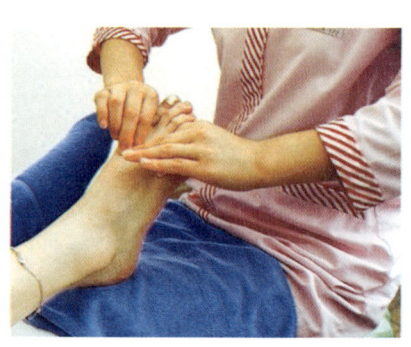

☞ 지압 요령은, 발등의 충양 혈에 엄지손가락을 대고 발등을 잡듯이 하여 힘을 가한다.

참고 침은 5푼을 놓고, 10번 숨쉴 동안 꽂아 두며, 뜸은 3장을 뜬다.

194 해계(解谿) — 발의 질환에 잘 듣는 경혈

이 경혈은 효과 범위가 넓은 경혈 중의 하나이며, 국소적인 치료에는 발의 관절을 삐었거나 관절염·류머티즘 등에 효과가 있다.

그 밖에 발이 부어서 아프거나 현기증이 나는 경우, 두통 등에도 효과가 있다.

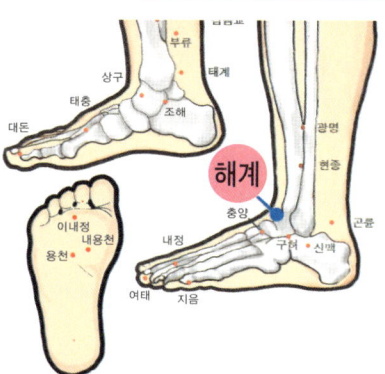

● 발을 삐었을 때·관절염·류머티즘 치료법

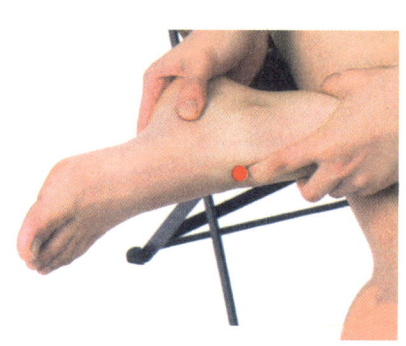

☞ 책상 다리를 하고 앉거나 의자에 앉아 왼쪽 발을 오른쪽 허벅지에 올리고 집게손가락으로 왼쪽 발의 해계혈을 7회 누른다. 그리고 다리를 바꿔 오른쪽 발도 같은 방법으로 자극한다.

참고 침은 5푼을 놓고, 5번 숨쉴 동안 꽂아 두며, 뜸은 3장을 뜬다.

195 상구(商丘) — 비장·폐를 고치는 경혈

이 경혈은 비장과 폐에 이상이 생겼을 때 효능을 발휘하며, 그 증상으로는 흉막염·노이로제, 심장병·부인병·기침, 몸이 나른한 증상 등이 있다.

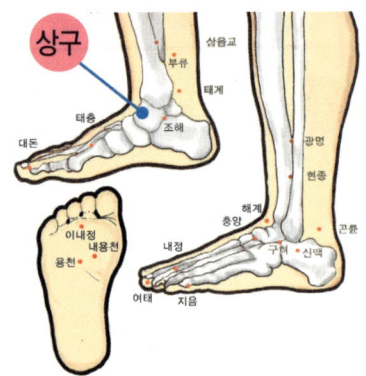

● 비장과 폐의 병 치료법

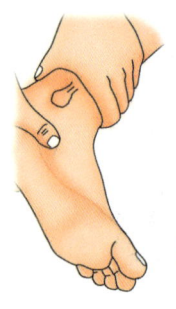
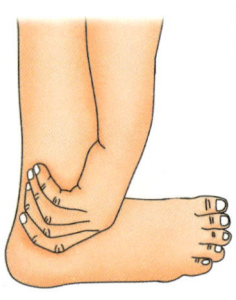

☞ 지압 요령은 해계혈과 비슷하다.

참고 상구 혈은 발 안쪽 복사뼈 앞뒤쪽의 오목하게 들어간 부분에 있다.

196 조해(照海) — 부인병 등을 고치는 경혈

이 경혈은 특히 월경불순이나 월경과 동반되는 질환에 효과를 발휘한다.

그 밖에 요통이나 하복부의 당김, 가슴이 메슥거리거나 구역질이 나는 증상 등, 그 효력이 다양하다.

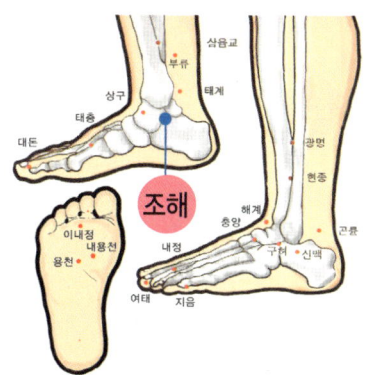

●부인과계의 질환·월경불순 치료법

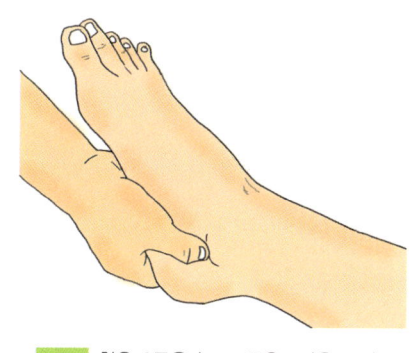

☞시술자는 손으로 환자의 발뒤꿈치를 잡고 엄지손가락은 안쪽 복사뼈 아래를 잡고 지압을 한다.

참고 침은 3푼을 놓고, 뜸은 7장을 뜬다.

197 지음(至陰)

발의 병을 고치는 경혈

이 경혈은 태아의 위치에 이상이 생기거나 난산, 두통, 코막힘, 배뇨 곤란·변비, 어깨 결림 등에 효과가 있다.

특히 비뇨기계 질환에 탈월한 효력이 있다.

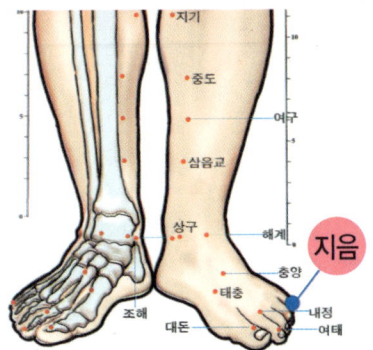

●방광염에 잘 듣는 치료법

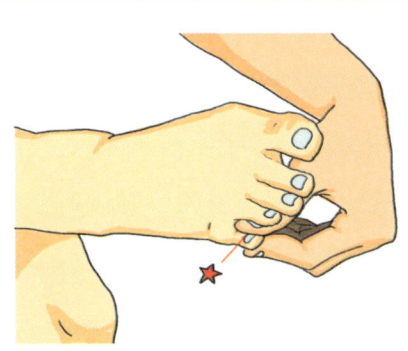

☞엄지손가락과 검지로 새끼발가락의 발톱 양쪽을 쥐고, "아프지만 기분좋다"라고 느낄 정도로 강하게 2~3분간 한 발씩 지압한다.

참고 그리고 이 경혈을 지압할 때는 아침과 저녁으로 지압하거나, 또 화장실에 가는 것도 가능한 한 참는 것도 중요한 치료 방법이다.

198 이내정(裏內庭) — 발바닥에 있는 경혈

이 경혈은 소화기 계통 질환에 효과가 있는데, 그 중에서도 특히 위의 통증이나 설사 등에 그 효능이 나타난다.

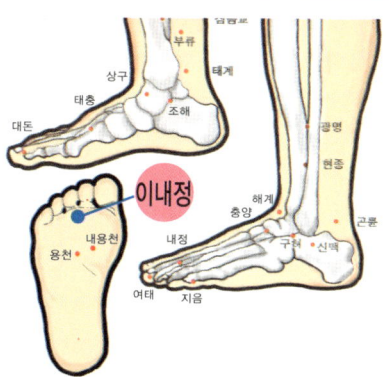

● 설사를 멈추게 하는 치료법

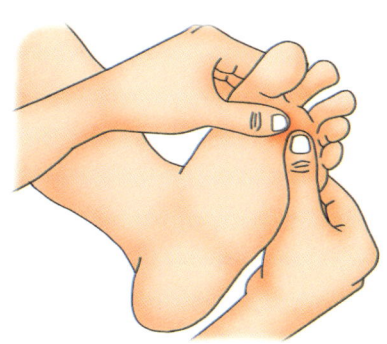

☞ 엄지손가락 안쪽으로 1~2분 정도 이내정혈을 누르면서 비벼 준다. 양쪽 발 모두를 자극해 주면 더욱 좋다.

참고 만약에 설사 증상이 심할 경우에는 뜸을 뜨는 것이 더욱 더 효과가 있다.

199 내용천(內湧泉) 고혈압을 제거하는 경혈

이 경혈은 고혈압에 유효하다.

그 밖에 가까이 있는 용천 혈을 함께 자극하며 발바닥을 주무르면 전신의 나른함이나 피로가 눈 녹듯이 사라진다.

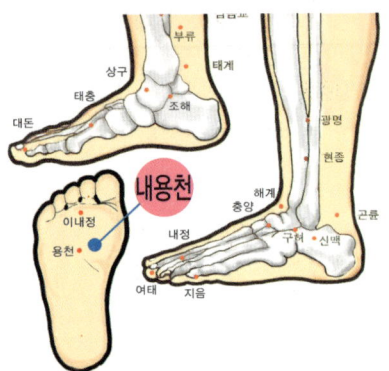

●고혈압 치료법

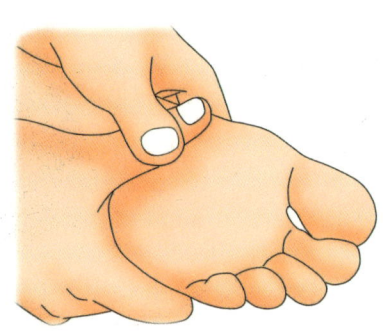

☞ 지압 요령은, 이 내용천 혈을 가볍게 주먹으로 교대로 100회 정도씩 두드리면 혈압이 내려간다.

참고 용천 혈보다 약간 안쪽에 있기 때문에 내용천 혈이라고 한다.

200 용천(湧泉)

에너지 경로의 경혈

이 경혈은 몸의 전신 상태를 조절하고 체력과 스태미나를 증진시키는 역할을 맡고 있다.

그 효과는 마음의 동요가 있거나 피로로 인해 잠을 이루지 못할 때 유효하다.

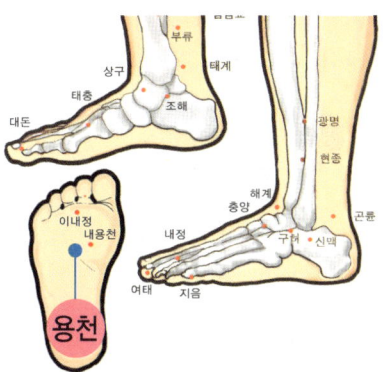

● 혈액 순환·피로 회복의 치료법

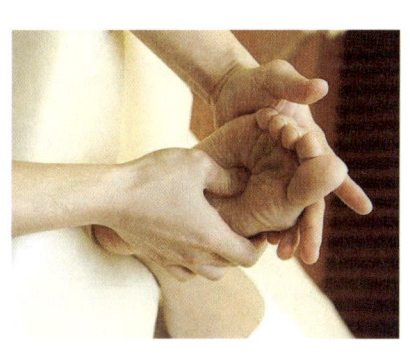

☞ 시술자는 환자를 엎드리게 한 다음 발바닥을 10번 정도 주무른다. 자기 혼자 지압할 때는 반드시 편안한 자세로 앉아서 실시하는 게 좋다. 골프공을 밟고 굴리듯이 자극해도 효과적이다.

참고 백회 혈와 더불어 장강·용천 혈, 이 3가지 경혈은 사람을 건강하게 만드는 중요한 경혈이므로 평소에도 자주 지압해 주면 좋다.

●암을 예방하는 유방 마사지●

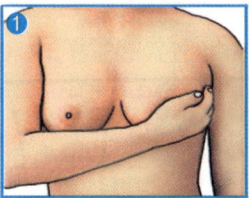
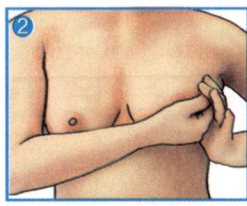

①유방의 반대쪽 손으로 감싸듯 유방에 댄다.

②다른 한쪽 손의 엄지를 유방에 대고 감싼다.

③유방을 아래쪽에서 위쪽으로 가볍게 떠받듯이 올린다.

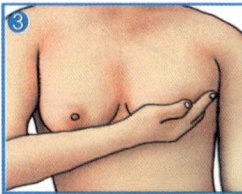
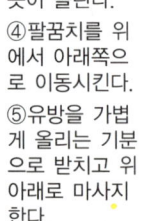
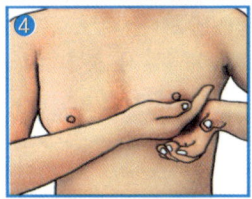

④팔꿈치를 위에서 아래쪽으로 이동시킨다.

⑤유방을 가볍게 올리는 기분으로 받치고 위아래로 마사지한다.

⑥유방 밑에 힘을 가해 유방을 가볍게 마사지한다.

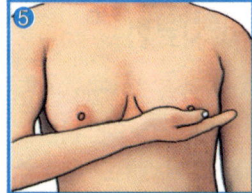
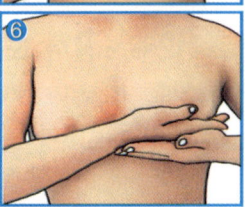
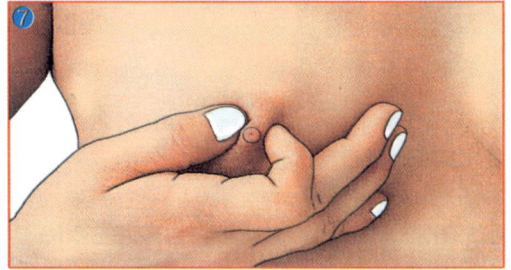

⑦다음에 옆 주무르기는 엄지와 검지 손가락으로 유두를 잡고 유두의 옆을 주무르면서 비틀지 말고 유두의 좌우를 주물러 준다.

●건강 귀 마사지●

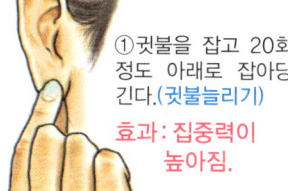

① 귓불을 잡고 20회 정도 아래로 잡아당긴다.(귓불늘리기)
효과 : 집중력이 높아짐.

② 귀의 위아래를 접어서 누른다. (귀 꾸기기)
효과 : 척추와 어깨에 좋음.

③ 귀가 뜨거워질 정도로 계속 비벼준다. (귀 비벼주기)
효과 : 무기력증, 추위 예방.

④ 가장자리를 잡고 바깥으로 펴준다.(귀 잡아당기기)
효과 : 알레르기, 편도선 질환.

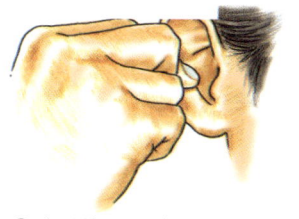

⑤ 귀 부위를 30회 정도 눌러준다.(귀 꼭꼭 누르기)
효과 : 더부룩한 느낌이 사라짐.

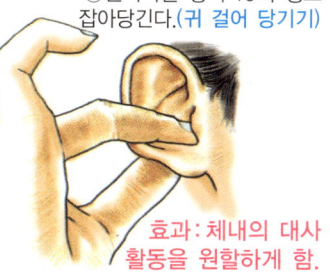

⑥ 손가락을 넣어 10회 정도 잡아당긴다.(귀 걸어 당기기)
효과 : 체내의 대사 활동을 원활하게 함.

200 경혈 색인

(ㄱ)

각손(角孫) ·········14
간유(肝兪) ········110
객주인(客主人) ···24
거궐(巨闕) ········75
거료(巨髎) ········33
거료(居髎) ········82
격관(膈關) ········109
격유(膈兪) ········108
견료(肩髎) ········139
견정(肩井) ········134
견외유(肩外兪) ···137
견우(肩髃) ········135
견중유(肩中兪) ···138
결분(缺盆) ········63
고황(膏肓) ········106
곡골(曲骨) ········193
곡빈(曲鬢) ········15
곡원(曲垣) ········136
곡지(曲池) ········150
곡차(曲差) ········20
곡천(曲泉) ········186
곡택(曲澤) ········145
곤륜(崑崙) ········199

공최(孔最) ········152
관료(觀髎) ········34
관원(關元) ········87
관원유(關元兪) ···121
광명(光明) ········203
구미(鳩尾) ········73
구허(丘墟) ········205
궐음유(厥陰兪) ···105
규음(竅陰) ········18
극문(郄門) ········53
극천(極泉) ········142
기사(氣舍) ········51
기문(箕門) ········80
기문(期門) ········175
기충(氣衝) ········96
기해(氣海) ········89

(ㄴ)

내관(內關) ········154
내슬안(內膝眼) ···177
내용천(內湧泉) ···216
내정(內庭) ········208
노회(臑會) ········147

(ㄷ)

담유(膽兪) ········112
대거(大巨) ········91
대돈(大敦) ········207
대릉(大陵) ········162

대맥(帶脈) ······81
대영(大迎) ······45
대장유(大腸俞) ···119
대저(大杼) ······101
대추(大推) ······59
대혁(大赫) ······92
독비(犢鼻) ······180
동자료(瞳子髎) ···36
두유(頭維) ······17

(ㅁ)
명문(命門) ······118

(ㅂ)
방광유(肪胱俞) ···127
백호(魄戶) ······104
백회(百會) ······13
복결(腹結) ······90
복토(伏兎) ······174
부류(復溜) ······198
부분(附分) ······103
불용(不容) ······74
비노(臂臑) ······148
비양(飛陽) ······194
비유(脾俞) ······113

(ㅅ)
사백(四白) ······40
사죽공(紗竹空) ···37
삼음교(三陰交) ···196

삼초유(三焦俞) ···115
상구(商丘) ······212
상료(上髎) ······122
상양(商陽) ······165
소장유(小腸俞) ···120
소충(少衝) ······160
소택(少澤) ······170
소해(少海) ······144
수도(水道) ······94
수돌(水突) ······54
수분(水分) ······84
수삼리(手三里) ···151
승근(承筋) ······192
승령(承靈) ······26
승부(承扶) ······181
승산(承山) ······193
승장(承漿) ······39
신당(神堂) ······107
신맥(申脈) ······200
신문(神門) ······161
신봉(神封) ······71
신유(腎俞) ······116
신정(神庭) ······23
신주(身柱) ······102
신회(顖會) ······22
심유(心俞) ······100

(ㅇ)

양계(陽谿) ·········167
양곡(陽谷) ·········169
양관(陽關) ·········126
양구(梁丘) ·········179
양로(養老) ·········159
양릉천(陽陵泉) ···202
양문(梁門) ··········76
양백(陽白) ··········38
양지(陽池) ·········168
어제(漁際) ·········164
여구(蠡溝) ·········191
여태(厲兌) ·········206
열결(列缺) ·········155
염천(廉泉) ··········50
영향(迎香) ··········32
예풍(翳風) ··········29
오추(五樞) ··········83
온류(溫溜) ·········157
완골(完骨) ··········19
외관(外關) ·········158
외슬안(外膝眼) ···178
용천(湧泉) ·········217
욱중(彧中) ··········64
운문(雲門) ·········133
위양(委陽) ·········185
위유(胃兪) ·········114

위중(委中) ·········184
유근(乳根) ··········67
유부(兪府) ··········72
유중(乳中) ··········68
은문(殷門) ·········182
음곡(陰谷) ·········183
음교(陰交) ··········95
음극(陰郄) ·········156
음렴(陰廉) ·········172
음릉천(陰陵泉) ···188
응창(膺窓) ··········69
이내정(裏內庭) ···215
이문(耳門) ··········30
인당(印堂) ··········43
인영(人迎) ··········52
일월(日月) ··········79

(ㅈ)

장강(長強) ·········131
장문(章門) ··········78
전정(前頂) ··········25
전중(膻中) ··········66
정명(睛明) ··········35
조해(照海) ·········213
족삼리(足三里) ···187
중극(中極) ··········88
중도(中都) ·········190
중독(中瀆) ·········201

중려유(中膂兪)	129	충양(衝陽)	210
중료(中髎)	124	**(ㅌ)**	
중부(中府)	65	태계(太谿)	197
중완(中脘)	77	태양(太陽)	31
지기(地機)	189	태연(太淵)	163
지실(志室)	117	태충(太衝)	209
지양(至陽)	111	통천(通天)	21
지음(至陰)	214	**(ㅍ)**	
지창(地倉)	41	폐유(肺兪)	99
(ㅊ)		포황(胞肓)	128
차료(次髎)	123	풍부(風府)	58
찬죽(攢竹)	42	풍문(風門)	98
척택(尺澤)	146	풍지(風池)	57
천계(天谿)	70	**(ㅎ)**	
천돌(天突)	55	하관(下關)	47
천료(天髎)	141	하료(下髎)	125
천용(天容)	49	함염(頷厭)	16
천유(天牖)	61	합곡(合谷)	166
천정(天鼎)	53	해계(解谿)	211
천정(天井)	149	현종(懸鐘)	204
천종(天宗)	140	혈해(血海)	176
천주(天柱)	56	협거(頰車)	46
천창(天窓)	28	협백(俠白)	143
천추(天樞)	85	화료(禾髎)	44
청궁(聽宮)	27	황유(肓兪)	86
축빈(築賓)	195	회양(會陽)	130
충문(衝門)	173	후정(後頂)	60

경혈 지압 도감 223

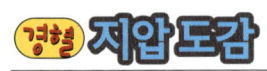

펴낸이/이홍식
지은이/진동일
발행처/도서출판 지식서관
등록/1990.11.21 제96호
경기도 고양시 덕양구 고양동 31-38
전화/031)969-9311(대)
팩시밀리/031)969-9313
e-mail / jisiksa@hanmail.net

초판 1쇄 발행일/2011년 2월 10일
초판 13쇄 발행일/2023년 10월 25일